MON CAHIER

ABDOS SCULPT

— ÉMILIE CAILLEAU —

ILLUSTRATIONS
COUVERTURE : ISABELLE MAROGER
INTÉRIEUR : DJOINA AMRANI

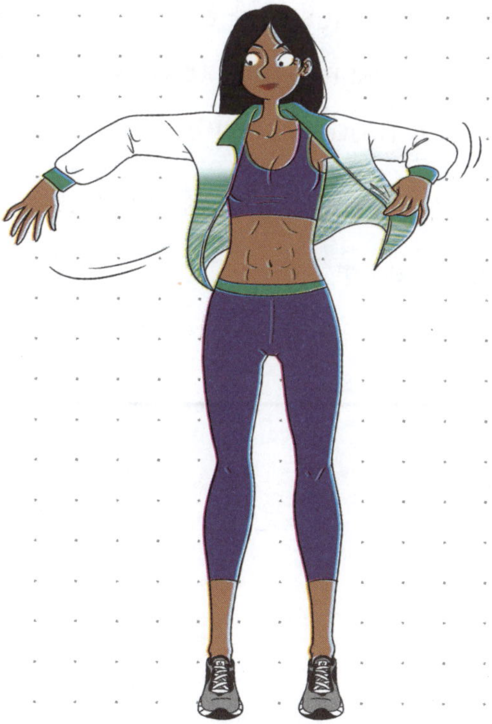

SOLAR
EDITIONS

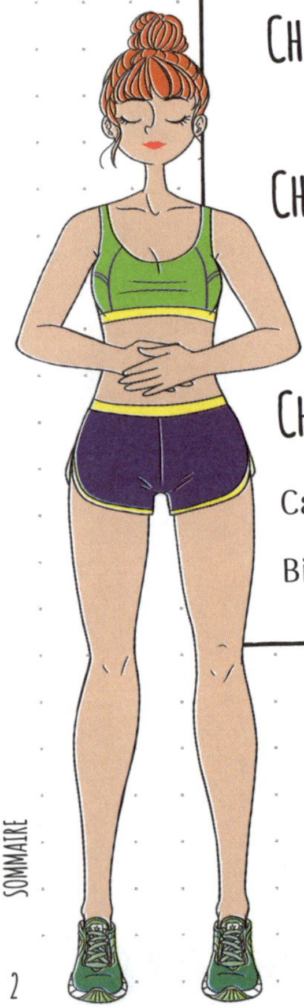

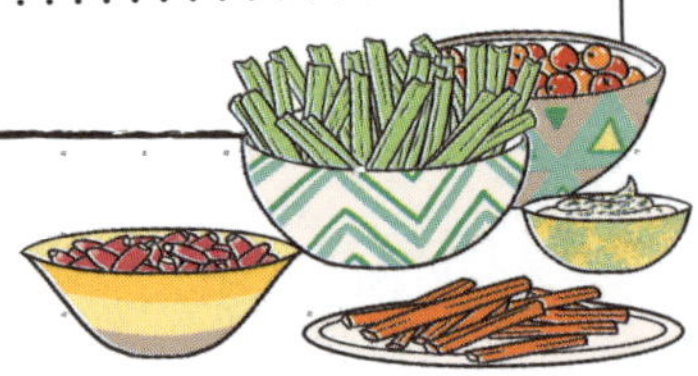

INTRODUCTION

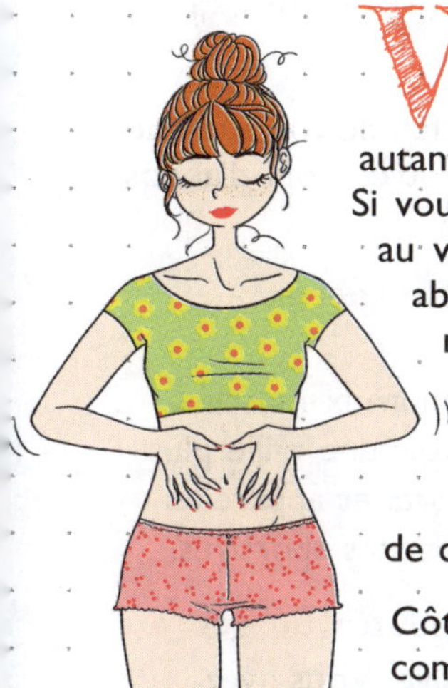

Vous avez une idée fixe : vous (re)mettre aux abdos et renouer avec votre idéal ventre plat ? Bref, vous forger des abdos en béton ! Seul hic : les exercices « bêtes et méchants » dispensés en club vous inspirent autant d'enthousiasme qu'une séance de gonflette… Mais ça, c'était avant. Si vous pensez avoir tout vu sur les abdos, détrompez-vous ! Ici, on remise au vestiaire le programme plan-plan et ennuyeux pour un training spécial abs exaltant et efficace dans la durée ! Vous avez entre les mains votre nouveau dada sportif pour les 6 prochaines semaines…

Ce qui change dans ce programme ? Pour obtenir un ventre fit, sculpté, vraiment dessiné, 3 ingrédients star dans votre shaker : cardio + abdos + alimentation ciblée. Un cocktail épicé d'une bonne dose de fun, de challenge et de motivation !

Côté training, à vous le coaching sur mesure, dont la recette repose sur un combo gagnant d'exercices inspirés des meilleurs entraînements pour vos abdos : fitness, Pilates, HIIT, cardioboxing, yoga… De semaine en semaine, vous progressez en suivant des séances à votre niveau, dont l'intensité va crescendo. Débutante ou chevronnée sur la ligne de départ, vous révélerez votre meilleur potentiel, gagnerez en force et en confiance… Rien ne pourra vous arrêter… Vous allez être bluffée des résultats !

Côté food, se dessiner des abdos strong nécessite d'adopter une alimentation équilibrée. On vous mitonne donc de précieux conseils minceur, digestion et ventre plat… Tout ce qu'il faut pour équilibrer votre assiette et affiner votre ventre.

Lancez-vous avec une détermination sans faille. Ça tombe bien, ce cahier vous propose plein d'astuces body and mind. De quoi franchir les étapes avec positivité, good mood et un mental de warrior !

Alors, prête à démarrer l'expérience abdos sculpt ? *Let's go, girl !*

TEST

QUELLE ABDOS GIRL JE SUIS ?

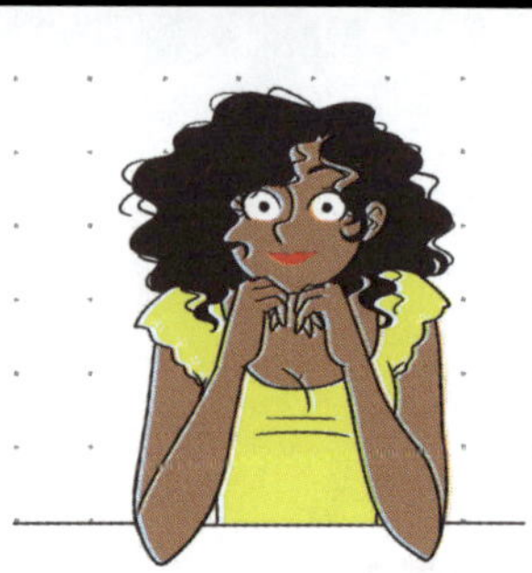

Pour affûter votre plan d'attaque abdos sculpt et le personnaliser en fonction de votre niveau sportif et de vos attentes, reste une inconnue à résoudre : quel est votre profil d'abdos girl ? Dévoilez-le dans ce test !

Les abdos et vous, c'est une relation…

□ En pointillé : vous faites un peu d'abdos mais pas régulièrement.
○ Inexistante. Vous n'en faites jamais ou presque jamais.
△ Fusionnelle. Vous en faites souvent mais ça ne se voit pas vraiment…

Le mot « gainage » vous évoque…

□ Un travail d'abdominaux que vous ne maîtrisez pas bien.
○ Pas grand-chose… Un sous-vêtement féminin en tissu élastique, non ?
△ Un exercice de musculation abdominal que vous gérez mais qui ne vous offre pas les résultats attendus. Par manque de méthode, peut-être ?

Quel est votre rythme sportif ?

○ Vous êtes une sportive occasionnelle (0 à 1 séance par semaine).
□ Vous êtes une sportive régulière (2 séances par semaine).
△ Vous êtes une sportive assidue (2 à 3 séances par semaine).

Quand vous regardez votre ventre, vous le trouvez…

□ Trop rond et un peu trop gras…
○ Trop mou, pas assez tonique.
△ Assez plat mais pas dessiné !

Grâce aux abdos, vous espérez :

□ Avoir un ventre plat.
○ Arborer de jolis abdominaux musclés.
△ Devenir plus forte, avoir une taille plus fine, des abdos plus forts et apparents et développer vos capacités sportives.

Côté food, vous êtes plutôt du genre :

□ Gourmande et impulsive. Vous avez tendance à avoir les yeux plus gros que le ventre et/ou à manger sous le coup de vos émotions.
○ Spontanée : vous mangez de tout quand vous en avez envie sans vous soucier du reste.
△ Hyper raisonnable : vous mangez plutôt équilibré mais ça ne produit pas toujours les effets escomptés.

Pensez-vous avoir les bons réflexes alimentaires spécial abs ?

□ Pas du tout !
○ Vous aimeriez mais en réalité vous ne faites pas attention.
△ Il vous manque une vraie méthode nutritionnelle pour vous sculpter des abdos visibles sur la durée.

FAITES LES COMPTES !

○	□	△

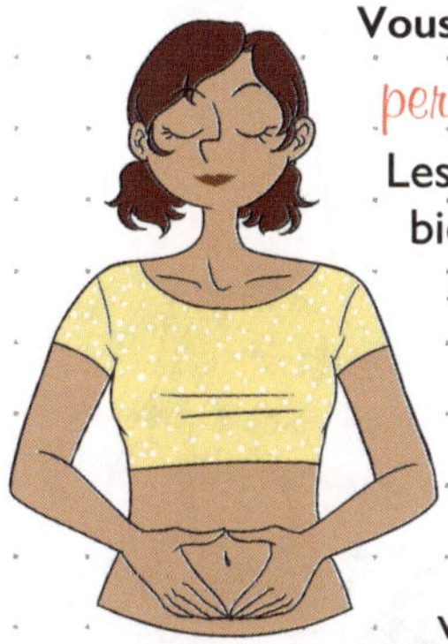

Vous avez une majorité de □ : *Le programme abdos sculpt va vous faire perdre du ventre !*

Les abdos, vous en faites de temps à autre sans réussir à perdre ce petit bidon bien installé.

Avec ce cahier, vous allez faire fondre cette zone qui vous complexe. Un ventre rond peut être lié à un excès de graisse abdominale, causé par une alimentation trop riche ou déséquilibrée. Mais il peut aussi venir de troubles digestifs, de ballonnements et d'un trop-plein d'émotions. Vous allez (ré)apprendre les bons gestes alimentaires et sportifs, les deux piliers du ventre plat. Objectif : cibler vos abdos en profondeur et vous affiner avec des conseils détox, digestion et vitalité. À vous de jouer !

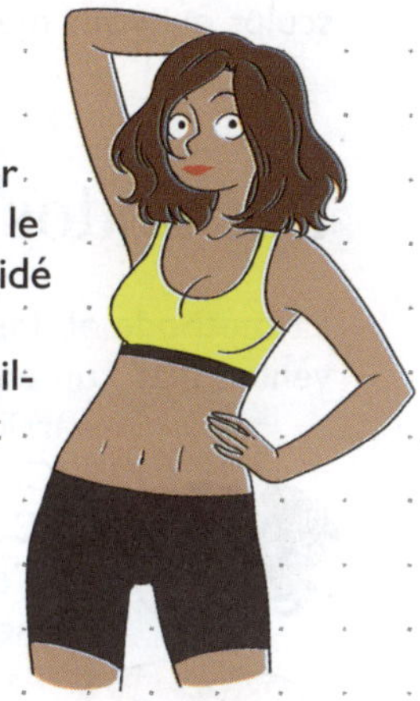

Vous avez une majorité de ○ : *Le programme abdos sculpt va dessiner votre ventre !*

Vous et les abdos, c'est « je t'aime moi non plus ». Vous avez laissé tomber ces exercices depuis belle lurette. Mais votre ventre commence à vous le faire sentir : trop mou, abdos inexistants, taille épaissie… Vous avez décidé de vous reprendre en main et de vous tonifier.

Novice en abdos ou en training fit ? Ce programme vous donnera les meilleures bases pour les travailler. Les exercices de fitness et de Pilates sont les atouts de cette méthode précise, efficace et sur mesure pour acquérir des abdos strong. Vous allez explorer le top des exercices qui musclent votre sangle abdominale, vous allez progresser en training, de l'option débutante à intermédiaire, et bientôt vous serez une vraie fit-girl. Promis, dans 6 semaines, vous ne reconnaîtrez plus votre ventre, enfin sculpté !

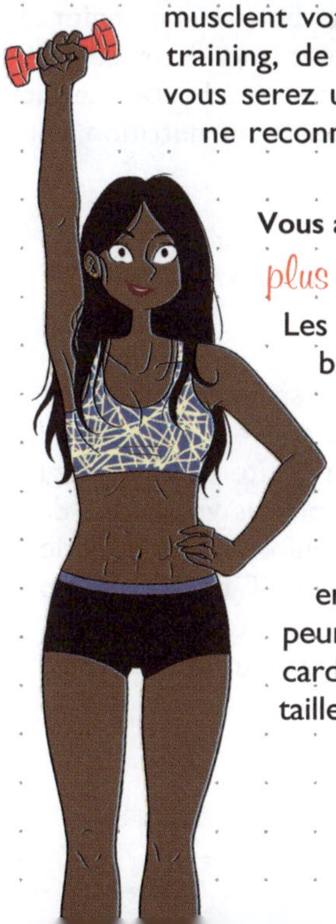

Vous avez une majorité de △ : *Le programme abdos sculpt va vous rendre plus forte !*

Les abdos, vous connaissez déjà ! Sportive régulière, vous maîtrisez assez bien le sujet. Votre truc, c'est de casser la routine et de suivre une méthode efficace et durable. Vous voulez de nouveaux entraînements et du challenge pour devenir plus puissante et révéler un six pack à la hauteur de vos entraînements ! Amatrice de défis sportifs, vous allez aimer développer votre force abdominale dans des circuits variés et explosifs. Soyez prête à sortir de votre zone de confort en suivant le chrono du niveau « avancé » et l'option strong. Même pas peur ! Repoussez vos limites en gainage, et en HIIT dans les challenges cardio. À la fin, des bénéfices visibles : un corps et un mental forts, une taille fine et vraiment musclée !

CHAPITRE 1

ABDOS SCULPT, QUÈSACO ?

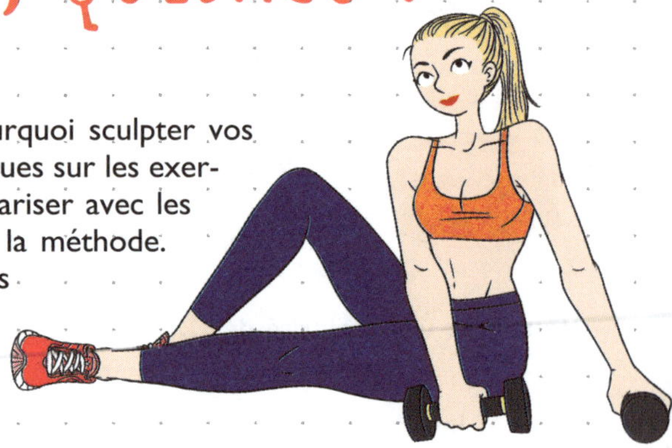

Ce chapitre va vous expliquer comment et pourquoi sculpter vos abdos, en balayant au passage nombre d'idées reçues sur les exercices ciblés. C'est aussi l'occasion de vous familiariser avec les principes et d'entrevoir les (maxi) bénéfices de la méthode. Une découverte des bases et du jargon des abdos sculpt qui vous mettra dans les starting blocks !

Des abdos en béton !

La méthode abdos sculpt repose sur les 3 meilleurs ingrédients pour atteindre un objectif ventre plat : un entraînement abdos + un entraînement cardio (les deux combinés en mode warrior) + une alimentation brûle-graisse.

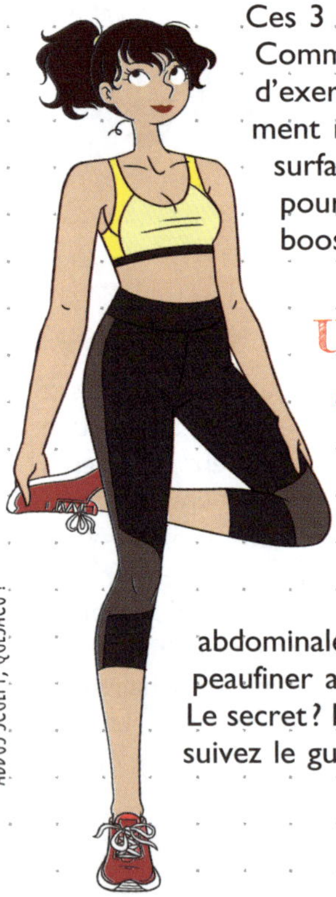

Ces 3 piliers sont indissociables si l'on veut un training vraiment adapté. Comment ça fonctionne en pratique ? On va combiner différents circuits d'exercices (cardio-abdos pour faire fondre les petits bourrelets, renforcement musculaire et gainage pour renforcer les abdos profonds et ceux en surface) et varier les rythmes et intensité (trainings courts à haute intensité pour « shaper » votre ventre). Enfin, les bons réflexes en nutrition vont booster l'efficacité de votre entraînement pro-abs.

Une méthode full abdos, un gainage complet et visible

Pour dégommer les petits bourrelets rebelles et sculpter votre ventre, oubliez les abdos classiques. Ceux-ci ciblent souvent isolément les muscles superficiels, sans venir à bout de la petite brioche disgracieuse qui empâte votre taille. Façonnez désormais vos abdos dans leur globalité : en profondeur afin de gainer et renforcer vos fondations abdominales avec un effet « ventre plat et taille resserrée » ET en surface pour peaufiner avec un effet « sculpt » bien visible.

Le secret ? Des exercices issus d'univers complémentaires. Pour tout comprendre, suivez le guide !

Des exercices de gainage au poids de corps

Les exercices de gainage statique, avec des exercices phare comme la planche (voir p. 18), permettent de renforcer avant tout la sangle abdominale en profondeur (muscle transverse) et vous donnent des fondations solides. Les exercices de gainage en dynamique, par exemple le climber (voir p. 20), ou en instabilité (en enlevant un appui au sol comme la planche tape-épaules, voir p. 42), ajoutent de l'intensité à l'exercice. Objectif : sculpter encore plus vos abdos et votre corps tout entier en plus de vous rendre plus forte et résistante.

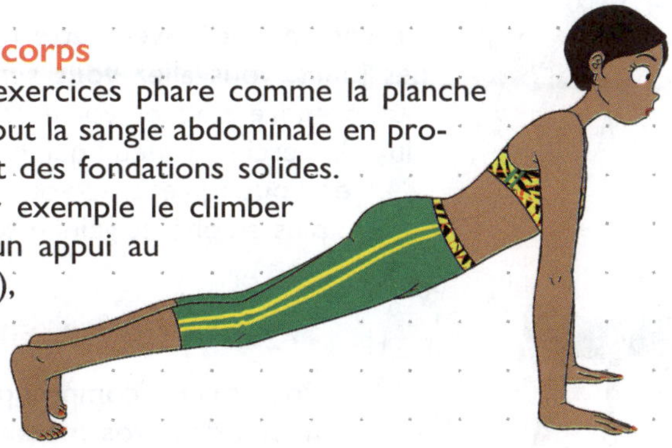

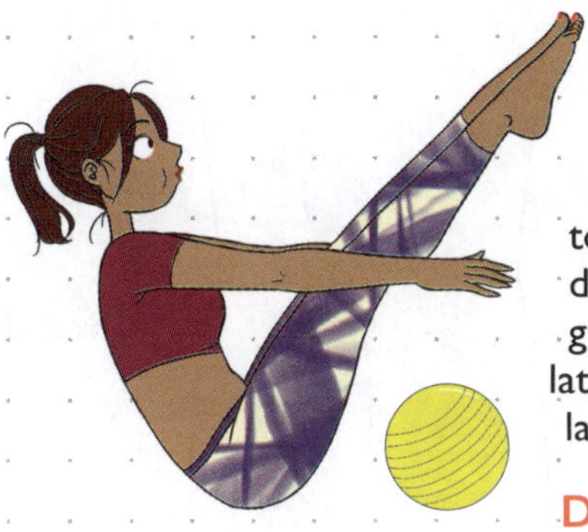

Des mouvements issus du Pilates et du yoga

Ce sont certainement le must des disciplines pour renforcer la sangle abdominale en douceur, tout en maîtrisant sa posture et sa respiration. Le Pilates et le yoga proposent tous deux des exercices qui recrutent les muscles profonds de vos abdos. Le Pilates excelle dans l'art du gainage, avec de grands classiques comme le pointeur diagonal ou la planche latérale (voir p. 18). Le yoga renforce les abdos et développe la souplesse.

Des exercices plus dynamiques de renforcement comme les kriss kross crunchs ou les punch twist dynamiques, (voir p. 39 et 56) complètent le travail profond du gainage pour cibler les muscles superficiels des abdos (muscles grand droit et obliques). Leur job ? Shaper votre ventre et donner à vos abs le fameux effet sculpt. Ces exercices se feront parfois avec du matériel pour ajouter de la difficulté.

Des exercices cardio et des rythmes intensifs

Toute activité cardio-vasculaire (« cardio ») entraîne le rythme cardiaque et le système respiratoire à monter dans les tours avec un paquet de bénéfices à la clé, dont une meilleure santé cardiaque et une grande dépense énergétique propice à la perte de poids. Difficile de s'en passer ici ! Dans ce programme, les exercices issus du cardio fitness (comme les jumping jacks), parfois agrémentés de mouvements de boxing, et toujours focalisés sur les abdos, et les séances d'entraînement HIIT (entraînement cardio à haute intensité de 20 minutes max) ont pour but de déstocker les graisses, d'affiner votre ventre et votre silhouette et de vous challenger !

Bien dans mon ventre, bien dans mon corps

Vous avez un objectif en tête, celui de prendre soin de votre ventre, mais en réalité le travail que vous amorcez va avoir un effet domino sur tout votre corps, pour révéler le meilleur

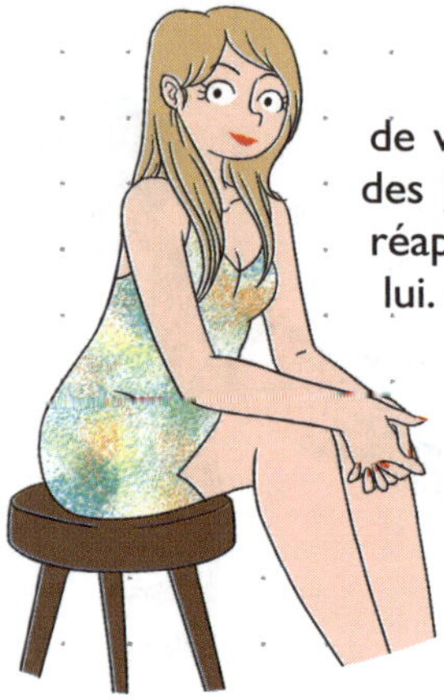

de vous-même ! Avec cette méthode 100 % sculpt et body positive, au fil des jours, vous allez vous sentir plus en forme, mieux dans vos baskets, réapprendre à aimer votre ventre et nouer une relation plus apaisée avec lui. Un cercle vertueux qui va augmenter votre bien-être et votre confiance en vous : préparez-vous à vous modeler un ventre fit, une silhouette plus strong et gainée tout autant qu'un mental de winneuse !

Les abdos, c'est quoi concrètement ?

Pour mieux comprendre le rôle des abdos, petite plongée anatomique dans vos mécanismes musculaires !

Le transverse

Souvent méconnu car invisible à l'œil nu, le transverse est le muscle le plus profond de l'abdomen. Situé sous le grand droit, il fonctionne comme une ceinture naturelle. La contraction de ses fibres musculaires horizontales permet de rentrer le ventre en réduisant le diamètre abdominal. Le transverse aide à stabiliser la colonne vertébrale et améliore la posture au quotidien, par exemple quand vous vous tenez debout ou en position assise.

Sa mission ? Vous aider à obtenir un ventre plat !

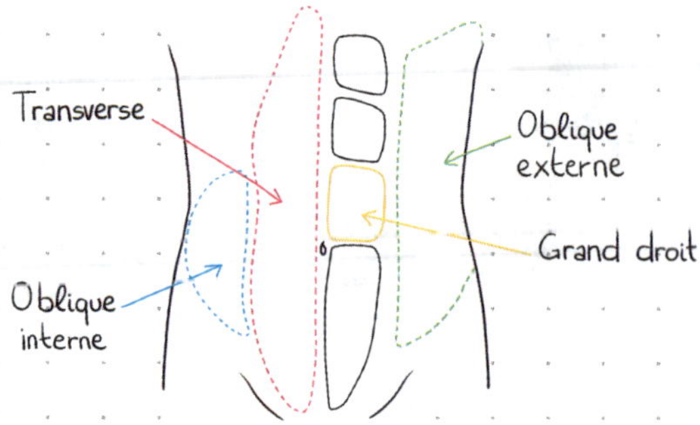

Le grand droit

Le responsable des « tablettes de chocolat » est le muscle superficiel le plus volumineux et visible sous la peau avec les obliques. Fléchisseur du tronc, il rapproche le sternum du pubis. Vous l'engagez lorsque vous vous penchez en avant.

Sa mission ? Sculpter vos abdos avec un effet « waouh » !

Les obliques internes et externes

L'oblique externe relie le grand droit de l'abdomen au grand dorsal (muscle du dos).
L'oblique interne, avec ses fibres en éventail, se cache en dessous, entre l'oblique externe et le transverse.
Ces muscles latéraux de l'abdomen interviennent dans l'inclinaison et la rotation du tronc, quand vous vous penchez sur le côté et tournez votre buste.

Leur mission ? Vous dessiner une taille de guêpe !

5 bonnes raisons de faire des abdos

Travailler vos abdos renforce votre sangle abdominale. Et c'est tout bénef' !

- **Un ventre plat et dessiné :** les exercices ciblés, alliés à la nutrition et au cardio, réduisent la couche de graisse abdominale et aplatissent le ventre. Vous allez vous sculpter et affiner votre taille.
- **Un dos fort et protégé :** faire des abdos, c'est aussi prendre soin de son dos. Ils tonifient la ceinture abdominale, aident à maintenir le buste droit et à conserver une bonne posture qui protège la colonne vertébrale. Le gainage, conseillé contre les douleurs lombaires, renforce aussi le bas du dos.
- **Une silhouette « shape » :** le gainage est extra pour affûter tout votre corps, pour une apparence plus mince, fit et sexy. Au fil des trainings, votre silhouette va changer : fessiers et cuisses galbés, bras, dos et épaules plus toniques.
- **Plus de force et de perf' :** des abdos strong aident à mieux transférer la force et l'énergie dans votre corps, à maîtriser vos mouvements sportifs. Plus forte et puissante, vous augmenterez vos capacités sportives.

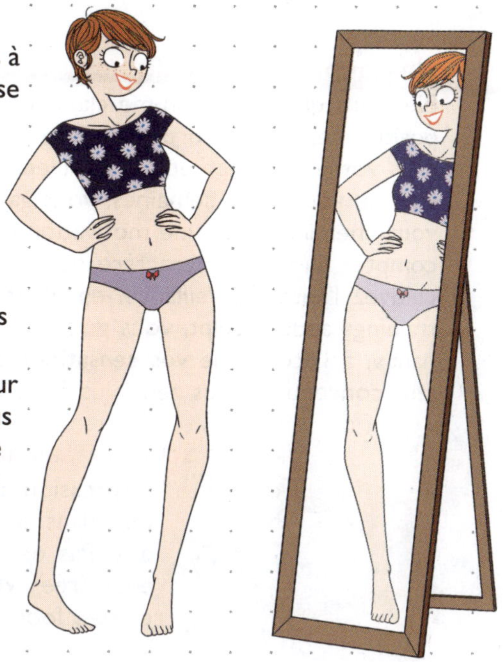

- **Une confiance en soi boostée :** vous serez capable de réaliser des exercices plus exigeants et « challenging » au fil des semaines. Ces compétences ajoutées aux résultats doperont votre enthousiasme et votre confiance en vous.

Un training progressif et intense

Pour réussir votre programme abdos sculpt, comptez sur la patience, la persévérance et l'optimisme ! Les trainings sont spécialement concoctés pour vous permettre d'avancer durant 6 semaines avec régularité et méthode, sur un rythme idéal de 3 séances par semaine de 20 à 30 minutes (+ une 4e en bonus : une séquence cardio les 4 premières semaines, puis une séance yoga-abs en semaines 5 et 6 pour les plus insatiables d'entre vous qui ont encore de l'énergie et veulent aller plus loin dans leur entraînement).

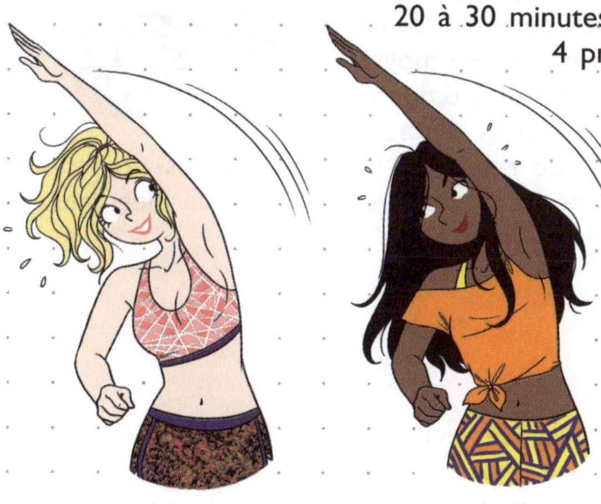

L'intensité progressive des trainings au fil des 6 semaines, avec des exercices de plus en plus corsés, mais aussi l'ajout de matériel (haltères et ballon), assure un juste dosage de l'effort sans risque de blessure ou de lassitude. Zéro routine, zéro ennui, les entraînements variés vont « surprendre » votre corps, pour un travail ultra efficace !

Une approche globale body & mind

Bien plus qu'un programme classique, vous démarrez une approche globale qui va sculpter positivement votre corps ET votre esprit. Plus vous avancez, plus les changements s'opèrent dans votre quotidien et chamboulent votre façon de bouger, de vous nourrir et de prendre soin de vous. En 6 semaines, vous gagnez en shape et en force mentale. Plus sûre de vous, vous cheminez avec une motivation remontée à bloc. En cas de coup de mou, vous pouvez compter sur votre caractère de battante et une motivation sans cesse renouvelée. Vous cultivez l'auto-bienveillance, en étant à l'écoute de ce qui vous fait du bien. Lors de vos trainings abdos sculpt, vous goûtez aux innombrables bienfaits d'être 100 % « ici et maintenant », à l'écoute de vos sensations corporelles et de votre respiration… Vous êtes ainsi plus concentrée, plus zen, plus forte et plus déterminée !

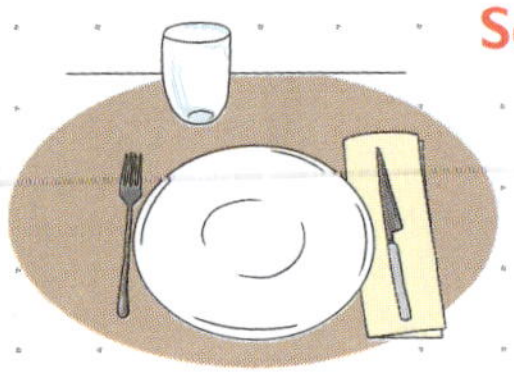

Sculpter ses abdos, ça se passe aussi dans l'assiette

L'expression anglaise « *abs are made in the kitchen* » (« les abdos se font dans la cuisine ») illustre un point crucial dans votre stratégie abs. Pas de ventre plat ni d'abdos sculptés sans une alimentation équilibrée ! Vous allez repenser votre assiette et (ré)apprendre les réflexes food indissociables de votre objectif ventre plat.

Mythes et réalités sur les abdos

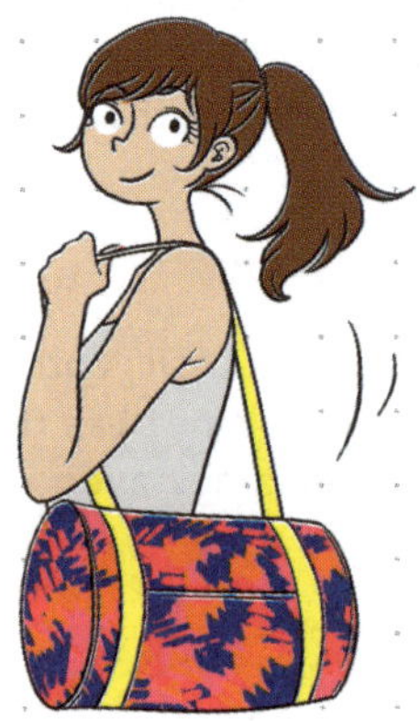

« Je dois faire des abdos tous les jours. »

Faux !

S'entraîner chaque jour ne vous donnera pas plus vite la taille gainée dont vous rêvez ! Les abdos, comme tout muscle, ont besoin de récupérer après un effort. Sous l'effet de l'exercice, ils subissent des micro-lésions et micro-traumatismes. Laisser un temps de repos permet aux fibres endommagées de se régénérer. En espaçant vos séances (en moyenne tous les 2 jours), vos muscles, mais aussi vos articulations, tendons et ligaments peuvent ainsi « souffler » et se reconstituer après l'effort pour mieux se développer lors des prochains trainings. Le repos est une pause nécessaire qui évite d'accumuler de la fatigue, ennemi number one de la sportive et facteur de blessures (élongation, déchirure, tendinite, etc.).

« Les crunchs, c'est pas bon. »

Faux !

Accusés de provoquer des descentes d'organes, de fragiliser le dos et le périnée (appelé aussi plancher pelvien, un ensemble de muscles qui tapisse le bassin et soutient les organes), les crunchs (ou relevés de buste) ne méritent pas une si mauvaise réputation. Ils ne posent en réalité pas de problème s'ils sont faits modérément et avec le bon placement, c'est-à-dire sans monter trop haut les épaules pour éviter un excès de pression dans le dos.

«C'est normal d'avoir mal pendant les abdos.»

Faux!

Sentir une douleur est un signal d'alarme de votre corps qui nécessite plutôt l'arrêt de l'exercice. Pendant les abdos, vous ne devez donc pas avoir mal. Mais vous pouvez sentir que ça chauffe. Cette impression, certes pas toujours agréable, est liée à la contraction musculaire. C'est signe que ça travaille! Avec la pratique, vous vous sentirez plus à l'aise et gérerez mieux la «brûlure». Rappelez-vous, à la sortie, vous gagnerez une sangle abdominale forte et résistante!

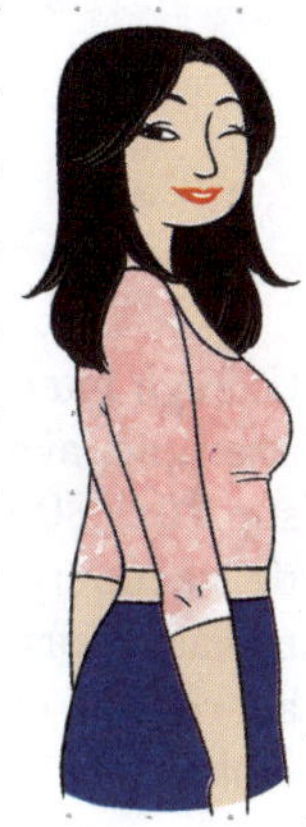

«Je suis mince, je n'ai pas besoin de faire des abdos.»

Faux!

Une sangle abdominale ferme et tonique est bénéfique à toutes. On peut être mince et avoir un ventre mou. Outre les arguments silhouette, muscler son ventre sert à contenir l'abdomen et évite son relâchement, facilite la digestion et prévient les maux de dos...

«La tablette de chocolat, c'est l'objectif ultime des fit-girls (and boys).»

Faux!

Avoir une obsession pour le six pack peut séduire des accros de la muscu, mais cela revient à s'attarder sur les muscles superficiels, et alors on oublie l'essentiel! Avez-vous remarqué comme certains ventres avec «tablettes» présentent parfois un petit bidon? Pour gommer ça, il faut penser à la sangle abdominale globale, en la renforçant en profondeur.

Parlez-vous abdos sculpt?

Bientôt l'univers abdos sculpt n'aura plus aucun secret pour vous. Décryptage des notions clés de ce programme afin de mieux en brosser les contours.

Core training

Cette méthode (entraînement du *noyau* ou *core* en anglais) renforce le centre du corps, c'est-à-dire la zone des abdos, les lombaires, le périnée et les fessiers. Ces muscles stabilisent le tronc (la partie centrale du corps), protègent la colonne vertébrale et nos organes internes. Ce training sollicite ces groupes musculaires et favorise un bon maintien postural, un meilleur équilibre et un plus grand contrôle de vos mouvements. Les exercices de gainage dynamique, comme le superman ou la planche rotative avec haltères présentés dans ce cahier (voir p. 42 et 60), relèvent du core training car ils engagent plusieurs muscles simultanément en plus de la sangle abdominale.

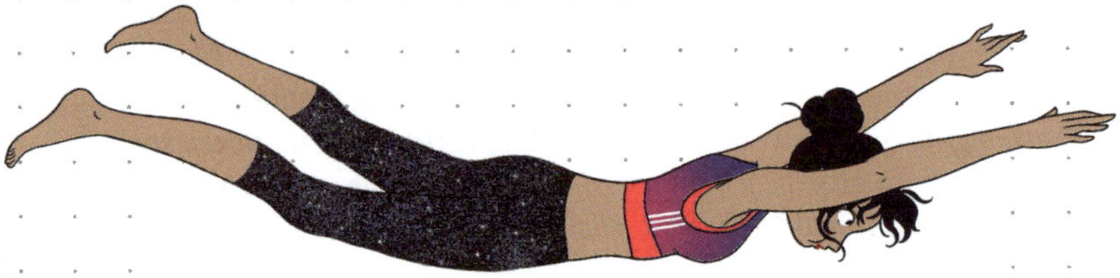

HIIT

Le *High Intensity Interval Training* désigne un entraînement à intervalles de haute intensité : par exemple, avec des squats et des pompes enchaînés très rapidement en répétitions intensives sur 20 à 30 minutes. Vous alternez des phases de travail cardio très intenses et des phases de récupération active. Ce concept fait dépenser un max d'énergie en peu de temps. Le travail court et exigeant augmente le métabolisme basal (la dépense énergétique du corps au repos) et permet de brûler des graisses après la séance. Pratique pour repousser ses limites et s'affiner !

Tabata

Pas le temps pour de longs trainings ? Avec ce type de HIIT, seules 4 minutes suffisent. Cet entraînement express revendique une efficacité supérieure aux séances classiques. Comment ? En visant l'intensité maximale sur des efforts (comme une pompe + planche tape-épaules ou une plank universe, voir p. 79) de 20 secondes suivis de 10 secondes de pause. Ce format à pratiquer modérément demande un cœur bien entraîné. Lors des semaines 5 et 6 de ce programme, vous vous testerez sur un Tabata revisité avec des intervalles 20-10.

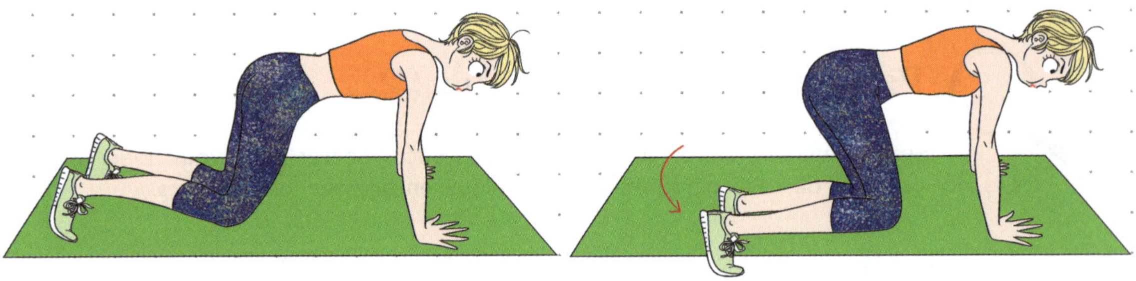

CHAPITRE 2

AVANT DE COMMENCER...

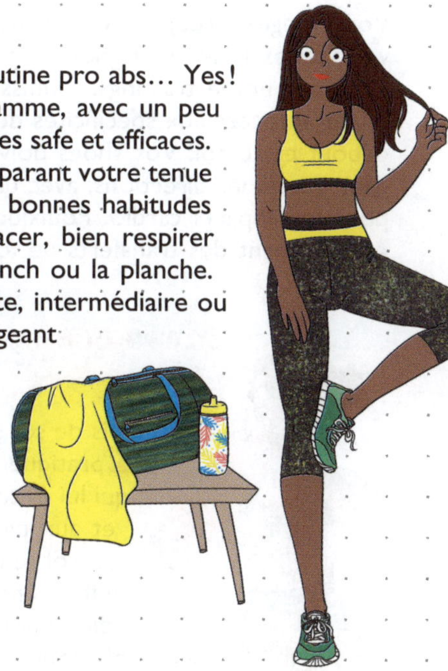

Vous trépignez d'impatience à l'idée de démarrer votre routine pro abs... Yes! Vous allez pouvoir vous lancer à 200 % dans votre programme, avec un peu d'organisation et les bons tips qui vous garantiront des séances safe et efficaces. Dans ce chapitre, checkez votre panoplie d'abdos-girl en préparant votre tenue et vos accessoires de training. Redécouvrez également les bonnes habitudes à prendre pendant les exercices : comment bien vous placer, bien respirer et réaliser à la perfection les exos basiques comme le crunch ou la planche. Après un test de gainage qui évalue votre niveau (débutante, intermédiaire ou confirmée), prévoyez votre plan d'entraînement en ménageant une récup' entre vos séances, la clé essentielle pour performer! Ce sera aussi le moment d'aborder le warm up et l'étirement, autres rituels indispensables pour optimiser vos trainings.
Last but not least, apprenez à composer l'assiette idéale spéciale abs en triant votre placard et en révisant les règles d'or d'une alimentation fit et équilibrée! Ready?

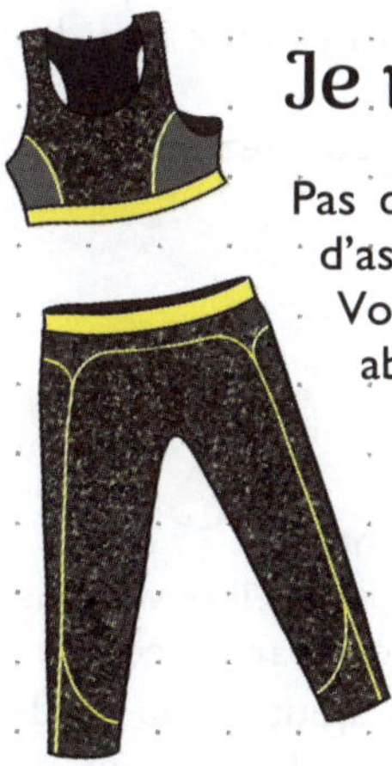

Je m'équipe

Pas de training sans un bon équipement. Une tenue adaptée vous permet d'assurer pendant vos séances et de donner le meilleur de vous-même. Vous avez aussi besoin de matériel pour progresser et savourer la méthode abdos sculpt!

Ma tenue de fit-girl

L'indispensable brassière

Exit, le soutien-gorge qui frotte et crée un effet rebond sur votre poitrine en mouvement! Choisissez une brassière de sport qui soutient et enveloppe vos seins sans les compresser ni les aplatir. Misez sur le confort : un tissu élastique qui évacue la sueur et des bretelles de préférences larges et croisées (encore plus en cas de poitrine généreuse). Optez pour un maintien adapté aux efforts de différentes intensités car vous ferez aussi des exercices à fort impact.

Les legging et tee-shirt au top

L'important est de vous sentir bien pendant vos trainings et, qu'on se le dise, une tenue qui plaît, ça motive ! Choisissez des pièces confortables, techniques et bien étudiées pour les activités intenses, donc moins perméables à la sueur que le coton.

Les chaussures de fitness

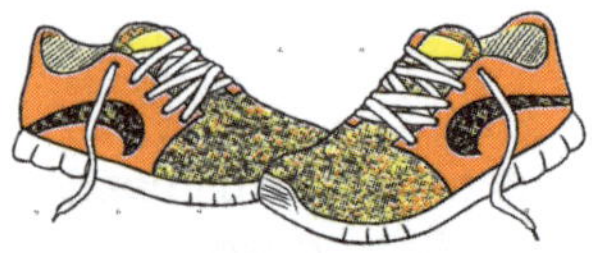

Vous songez à recycler vos chaussures de running ou à ressortir vos vieilles baskets grignotées par l'usure... Ni l'un ni l'autre ! Pour ces home trainings, munissez-vous de chaussures confortables adaptées aux spécificités du fitness, qui intègre mouvements debout et au sol. Vos shoes doivent être agréables à porter, légères et flexibles pour aller dans toutes les directions, avec un amorti à l'avant (et non au talon comme pour le running) pour les impacts cardio. Pourquoi ? Parce que les déplacements, freinages et accélérations occasionnent des transferts de force vers l'avant du pied, fortement sollicité.

Mes accessoires

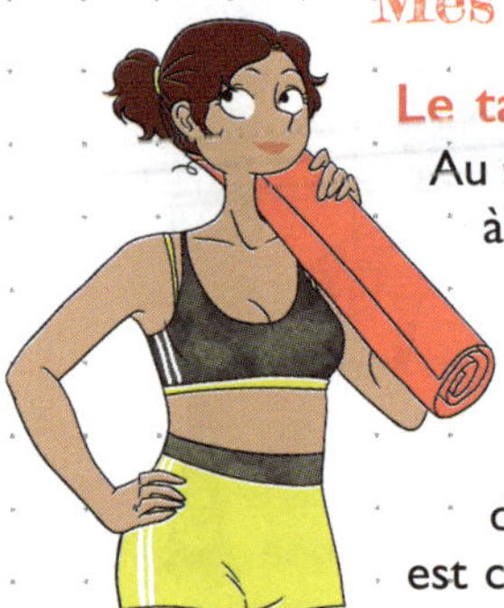

Le tapis de sport

Au tapis de sol de camping instable, préférez un vrai tapis de fitness adapté à la pratique. Comment trouver le bon ? Il doit bien adhérer au sol, ce qui lui évite de bouger ; mais aussi être ferme et ultrarésistant à l'usure et aux piétinements. Les abdos se font le plus souvent dos ou face au sol (en gainage). Travaillez et protégez votre dos sur une surface suffisamment épaisse et confortable (minimum 8 mm d'épaisseur) et de dimension standard de 160 cm. Sachez que plus il est épais, plus il est confortable, apporte un bon amorti et protège bien les genoux lors des exercices à quatre pattes.

Optez pour un tapis antidérapant (surtout si vous transpirez beaucoup ou avez les mains moites pendant le sport) pour éviter de glisser.

Le petit ballon et la paire d'haltères, mes compagnons de training

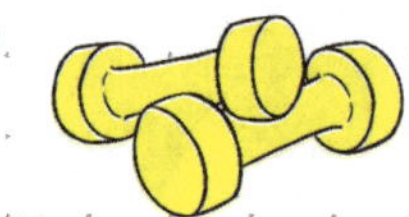

Lors des semaines 3 et 4 (cardio abs, abdos choc, core abs et cardio sculpt, p. 54) vous réaliserez des exercices plus intenses grâce à l'ajout de matériel :

- un petit ballon souple et mou (ballon paille) que vous trouvez facilement chez les équipementiers sportifs. Dans les exercices de fitness ou de Pilates, il développe la stabilité, l'équilibre et la coordination. Vous pourrez aussi le remplacer par un coussin.
- une paire d'haltères légers de 1 kilo (ou 2 bouteilles d'eau d'1 l) qui ajoutent du poids et de la difficulté aux exercices. Ils vont s'incruster dans des exercices de force et de résistance abdominale, comme la planche tirage triceps, tout comme dans des exercices cardio (jumping jack avec haltères) et de renforcement musculaire (squat pointes de pied avec haltères). #fullmotivation

Le chrono

Chronométrer vos efforts est nécessaire pour respecter les timings des circuits. Plusieurs options : utilisez le chrono de votre smartphone, déclenchez le chrono de votre montre connectée ou encore servez-vous d'un minuteur en ligne ou d'une application comme WOD timer.

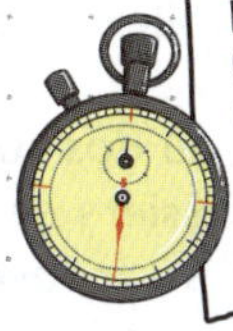

La playlist punchy
C'est prouvé, la musique est un réel booster de motivation sportive, n'hésitez pas à vous préparer des playlists avec des musiques qui vous portent et vous donnent envie de vous dépasser. Rendez-vous p. 92 pour des suggestions.

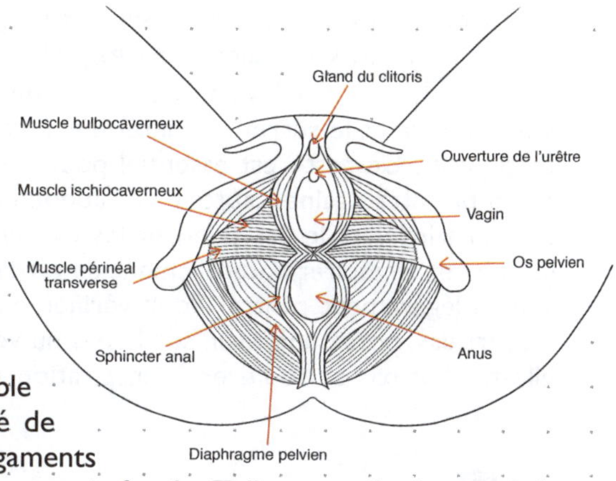

Les règles d'une bonne posture

Le périnée, la clé d'un bon gainage

Le périnée (ou plancher pelvien) est un ensemble de muscles qui tapissent le bassin. Composé de fibres musculaires et de tissus spécifiques (ligaments et fascias), il forme une paroi élastique mais fragile. Telle une toile de trampoline, il absorbe toutes les pressions que subit le corps lors d'exercices avec impacts au sol, comme les sauts. Le périnée joue un rôle aussi essentiel que les abdominaux profonds (transverse) dans la stabilité globale du corps et du bassin. Dans les exercices d'abdos, en particulier en gainage, engager le périnée stabilise la posture. Sa contraction assure un travail sécuritaire (pas d'hyperpression abdominale) et beaucoup plus efficace ! Eh oui, le ventre plat est le fruit d'un travail d'équipe entre votre périnée et votre transverse ! Alors sachez l'activer pour optimiser vos efforts !

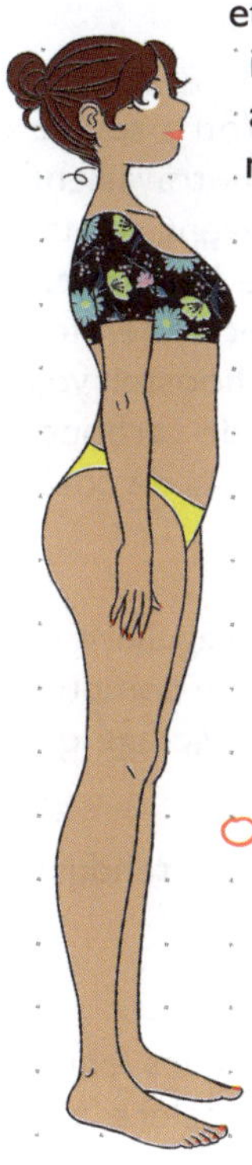

Tout d'abord, apprenez à activer votre périnée naturellement et automatiquement en adoptant quelques bons gestes avant tout exercice…

- **Grandissez-vous**, que vous soyez debout ou au sol, en imaginant un fil qui vous tire du sommet du crâne vers le plafond. Vos épaules sont basses et relâchées. En étirant ainsi votre colonne vertébrale, vous créez plus d'espace entre les vertèbres, facilitez le travail de respiration et sollicitez mieux le périnée et le transverse.
- **Respectez la courbure naturelle de votre dos**, ni trop rond ni trop creux. Il est dans une position dite « neutre » qui correspond à l'alignement idéal respectueux de la colonne vertébrale, qui met à l'abri des douleurs dorsales pendant les exercices. Ce placement du bassin fait partie des bases d'une bonne posture qui accompagne l'engagement du périnée. On assure ainsi un travail efficace et sécuritaire des muscles profonds des abdominaux.

Comment se positionner en dos « neutre » ?

En pratique, placez-vous sur le dos, les pieds de la largeur du bassin et les jambes fléchies. Lorsque vous décollez le bas du dos du sol, il se creuse, le bassin est en **antéversion**.

À l'inverse, si vous écrasez le bas du dos sur le sol, il s'arrondit, le **bassin est alors en rétroversion**. Les fessiers se resserrent.

La position neutre (ou naturelle) se trouve à mi-chemin : le bas de votre dos respecte le léger creux lombaire (légère rétroversion).

Une astuce : si vous pouvez glisser vos doigts de chaque côté du bas du dos mais pas vos mains, c'est gagné !

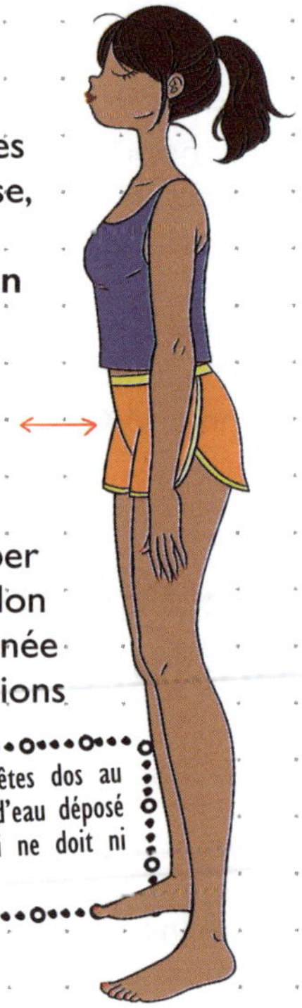

- **Aspirez le nombril** vers la colonne vertébrale comme pour absorber votre ventre et le serrer de l'intérieur (imaginez rentrer dans un pantalon trop petit). Ce geste est essentiel pour activer le transverse et le périnée et sentir cette « gaine » autour de l'abdomen. Vous évitez ainsi les pressions abdominales vers le bas pendant les exercices.

  Continuez à respirer naturellement en gardant ce ventre légèrement rentré. Pour vérifier qu'il ne ressort pas, posez une main sur le bas du ventre, elle ne doit pas se soulever à l'inspiration.

> Autre astuce : quand vous êtes dos au sol, imaginez un bol rempli d'eau déposé sur votre bas-ventre. Celui-ci ne doit ni tomber ni se renverser.

J'apprends à bien respirer pendant l'effort

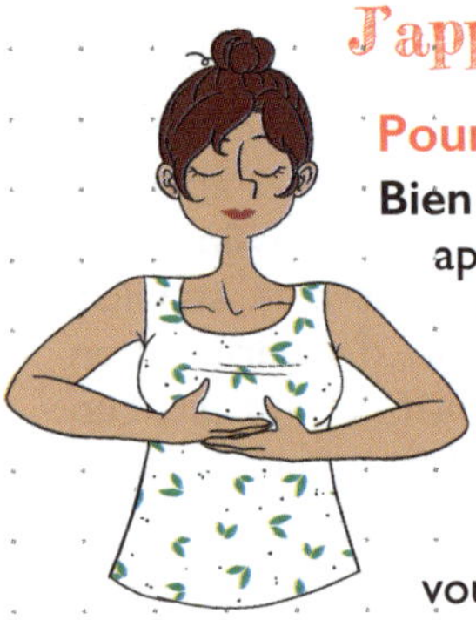

Pourquoi la respiration est essentielle durant vos trainings ?

Bien respirer est un réflexe vital pendant l'entraînement ! Votre souffle apporte de l'oxygène aux muscles sollicités pendant l'effort qui travaillent alors de façon optimale, avec plus de puissance. Ils peuvent mieux récupérer après l'effort, limitant la fatigue et le risque de blessures. **La respiration aide à être focus sur les mouvements et à bien les exécuter.** Vous pouvez aller plus loin dans l'exercice et booster vos performances. En soufflant, vous évacuez aussi le dioxyde de carbone, vous évitez d'être à bout de souffle et d'avoir de douloureux points de côté.

Comment respirer en se gainant ?

Tout en gardant le ventre légèrement rentré, adoptez une respiration naturelle, régulière et profonde. Inspirez par le nez, expirez par la bouche. Prenez le temps. Nul besoin de compter le rythme de votre respiration. Ici, la conscience de votre souffle est le point d'ancrage qui vous guide sur ces exercices de résistance musculaire.

➨ À faire dans les exercices de gainage comme la planche (coudes au sol ou bras tendus), ou l'ours (voir p. 42).

Comment respirer en cardio ?

Lors de séances cardio où vous enchaînez des mouvements comme les pas chassés, les fentes jump, les burpees ou les patineurs (voir p. 37), votre rythme cardiaque s'accélère afin d'approvisionner les muscles plus gourmands en oxygène. Vous êtes plus essoufflée, c'est normal. Surtout ne restez pas en apnée ! Pour répondre à l'effort demandé, inspirez naturellement par le nez en gonflant le ventre (pour absorber plus d'oxygène) et en expirant plus longuement par la bouche (par exemple 2 temps sur l'inspiration 3 temps sur l'expiration). Au fil des séances, cela deviendra un réflexe !

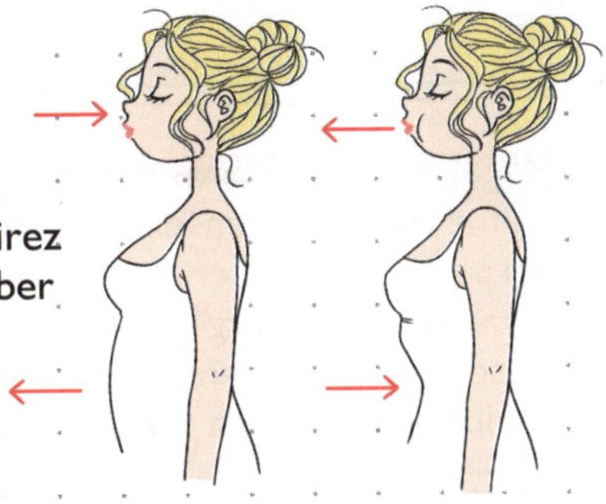

Comment respirer en renforcement musculaire ?

En renfo, lorsque vous faites des squats, des pompes ou encore des fentes avec haltères, l'expiration se fait pendant la contraction musculaire. Vous soufflez par la bouche pendant l'effort, quand le muscle travaille, et vous inspirez au « repos », pendant la phase de relâchement du muscle.

3 postures essentielles à maîtriser

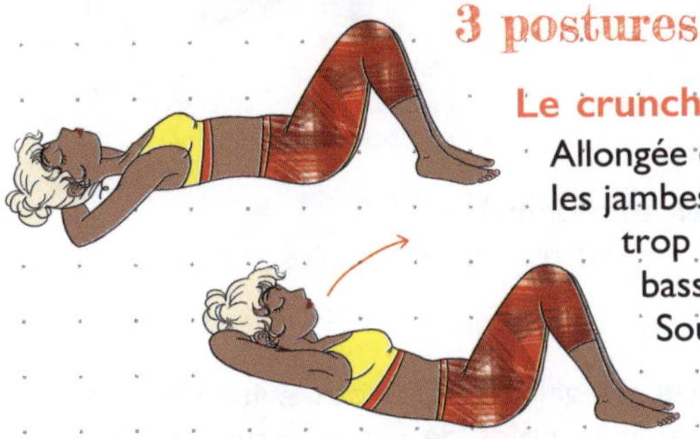

Le crunch

Allongée dos au sol, les pieds au sol, espacés largeur de bassin, les jambes fléchies. Le dos est dans une cambrure naturelle (ni trop creux ni trop rond), le ventre absorbé et les épaules basses. Placez les doigts aux tempes, les coudes ouverts. Soulevez le haut des épaules et amenez le regard entre les genoux. Le menton est légèrement rentré. Soufflez sur la montée, inspirez sur la descente.

À zapper !

✕ Le ventre rond

Cela signifie que vous ne mobilisez pas en profondeur la sangle abdominale (périnée et transverse). Vous dirigez la pression abdominale vers le bas, ce qui ne permet pas de se tailler un ventre plat !

L'astuce pour ne pas bomber le ventre : placez une main sur votre ventre, elle ne doit pas bouger !

✕ La tête complètement rentrée

Vous exercez une pression avec vos mains sur votre nuque pour monter, et vos cervicales trinquent. Ce sont vos abdos et non la nuque qui vous font monter. La nuque reste étirée. L'astuce : imaginez une pomme coincée sous le menton, celle-ci ne doit ni tomber ni s'écraser.

✕ Les épaules qui montent trop haut

Ne dépassez pas la ligne dessinée par la pointe des omoplates sinon vous exercez trop de pression dans les disques intervertébraux avec le risque de douleurs et tensions chroniques ! L'astuce pour y remédier : relâchez vos épaules.

Une posture strong même debout !

Même debout, pensez à votre placement afin d'engager directement le centre du corps et maximiser l'efficacité des mouvements. Comment faire ? Les pieds sont parallèles, de la largeur du bassin et ancrés au sol. Vos genoux sont légèrment fléchis. Absorbez votre ventre pour serrer vos abdos. Votre dos est étiré, la nuque dans le prolongement de la colonne. Vos épaules sont basses et relâchées, la poitrine haute.

La planche sur les avant-bras

Face au sol, les avant-bras au sol écartés de la largeur des épaules. Les coudes sont à l'aplomb des épaules, vos genoux au sol. Votre dos est plat et vos épaules basses. Contractez vos abdos en rentrant le ventre. Rentrez les fesses (rétroversion du bassin, voir p. 16). Décollez un genou, puis l'autre pour venir sur les pointes de pied. Tenez la posture en gardant le bassin aligné avec les épaules. Respirez calmement.

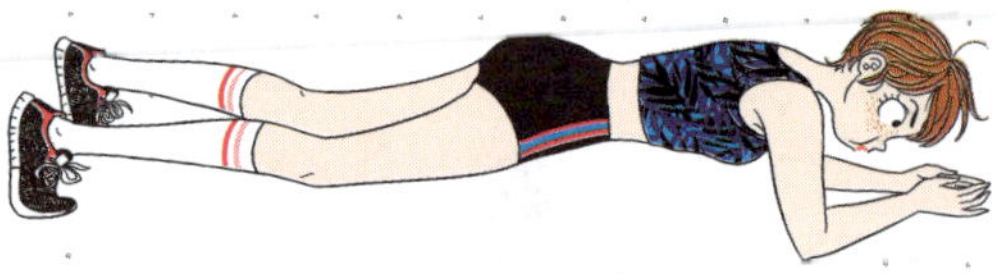

À zapper !

✕ Le dos creux

Le risque : avoir mal dans le bas du dos et s'exposer aux lombalgies !

L'astuce pour y remédier : votre dos doit être parfaitement plat et les épaules sur la même ligne que votre bassin.

✕ Les fesses qui montent

Cela entraîne moins d'effort mais enlève tout l'intérêt du gainage. Ça vous évite d'utiliser votre force et votre résistance abdominale pour répartir le poids de votre corps au sol.

L'astuce pour y remédier : vos fessiers ne doivent pas monter vers le plafond et restent alignés avec le reste du corps. Si c'est trop dur, déposez les genoux au sol.

✕ Les épaules dans les oreilles

Le meilleur moyen d'avoir mal au niveau des cervicales et d'être dégoûtée du gainage !

L'astuce pour y remédier : abaissez vos épaules et allongez la colonne vertébrale. Étirez votre corps comme si un fil vous tirait par le sommet du crâne.

✕ La tête baissée ou vers le plafond

Gare aux douleurs persistantes au niveau des cervicales !

L'astuce pour y remédier : gardez la nuque étirée, dans le prolongement de la colonne, le regard au sol devant vos mains.

La planche latérale

De profil au sol, l'avant-bras posé au sol, le coude sous l'épaule, les pieds posés au sol l'un devant l'autre, la main supérieure posée sur la taille. Décollez le bassin du sol. Le corps forme une seule ligne droite. Les fessiers sont serrés et le nombril aspiré. La poitrine reste haute. Tenez la posture en respirant calmement.

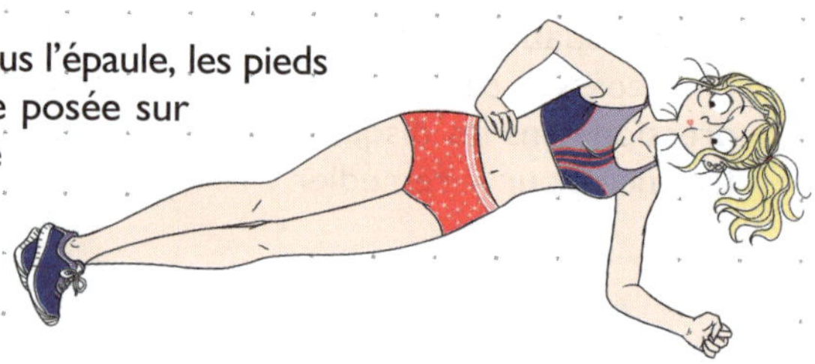

À zapper!

✕ **L'épaule placée à l'avant du coude**

Vous exercez trop de pression et de force dans votre épaule, gare aux douleurs persistantes au niveau des cervicales!

L'astuce pour y remédier : répartissez la force uniformément le long du corps. L'épaule est au-dessus du coude.

✕ **Le bassin qui s'affaisse**

Quel risque? Vous vous exposez aux douleurs lombaires.

L'astuce pour y remédier : imaginez vouloir monter le bassin le plus haut possible en soulevant bien les hanches du sol et contractez les fessiers.

✕ **Le corps qui bascule en avant ou en arrière**

Le problème? Vous cassez l'alignement recherché et perdez le bénéfice du gainage.

L'astuce pour y remédier : votre corps est aligné. Ouvrez la poitrine, serrez les fessiers et repoussez les hanches légèrement vers l'avant. L'astuce pour checker vos hanches : votre legging ne doit pas former de pli au niveau des hanches! Si malgré tout vous basculez, déposez les genoux au sol l'un sur l'autre.

Abdos sculpt, quel est le programme?

Un ventre plat et des abdos dessinés en 6 semaines!

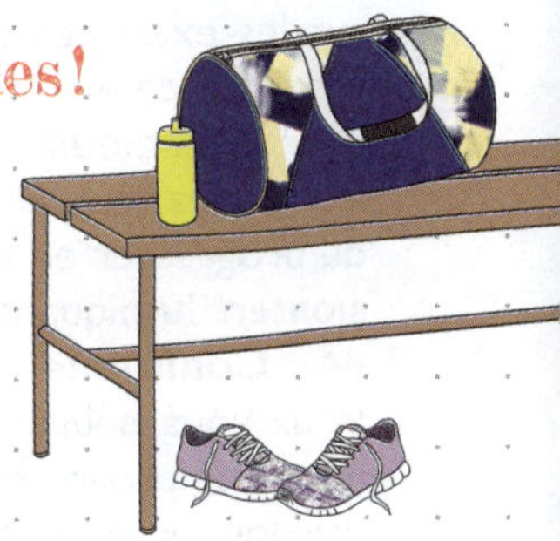

Vous allez suivre un training de 6 semaines pour voir vos abdos se révéler et votre silhouette se transformer. Pourquoi ce timing? C'est idéal pour laisser le temps au corps d'intégrer les bénéfices des trainings et observer des résultats physiques visibles et durables (à condition de ne rien lâcher par la suite). Pour y arriver, rappelez-vous le secret des abdos sculpt : un mélange yin et yang de training fitness, Pilates, cardioboxing et de yoga qui va shaper vos abdos comme jamais!

Quel est mon niveau de gainage?

Pour personnaliser votre training, testez-vous sur 2 exercices de gainage. Les résultats permettront de vous situer parmi les 3 niveaux (débutante, intermédiaire ou confirmée) proposés le long du programme et de progresser à votre rythme au fil des semaines.

Test 1 : Planche sur les avant-bras

L'exercice phare du gainage statique!

L'exo

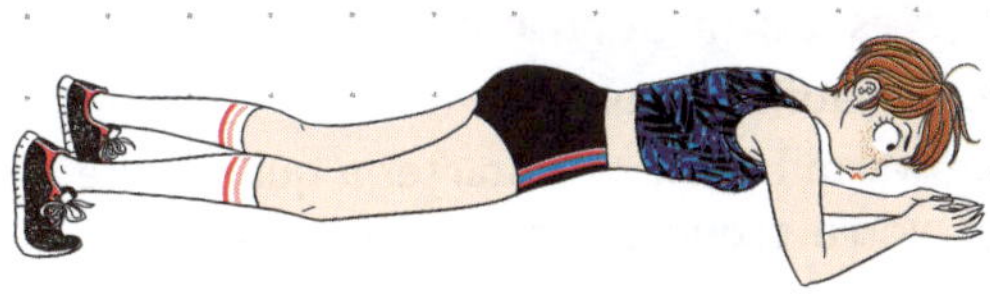

Face au sol sur les avant-bras, les coudes sous les épaules et sur les pointes de pieds. Vos épaules sont basses, la nuque étirée, le dos

Quel est votre score ?
Cochez votre résultat :
☐ Débutante : moins de 30 s (genoux au sol ou décollés)
☐ Intermédiaire : entre 30 s et 1 min (genoux décollés)
☐ Confirmée : plus d'1 min à 1,30 min (genoux décollés).

plat, le ventre rentré. Les fessiers ne montent pas. Votre corps est bien parallèle au sol. Maintenez la position.

Test 2 : Climber

Le climber (ou grimpeur) fait partie des classiques du gainage dynamique. Il challenge les abdos.

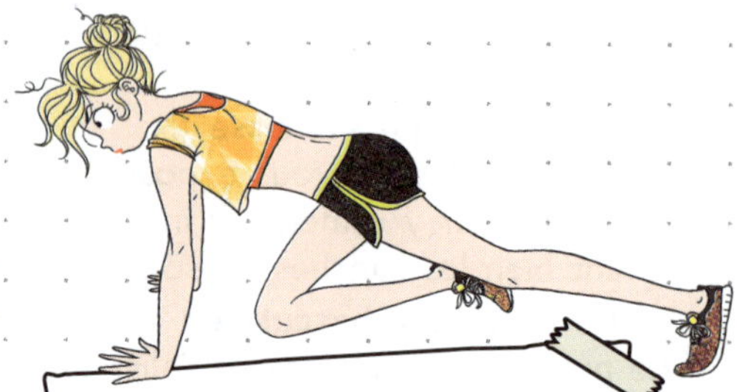

L'exo

Placez-vous en position de planche mais les bras tendus. Les mains sont alignées sous les épaules. Le haut du dos est plat, la nuque étirée et le corps forme une ligne du bassin aux épaules. Le ventre est rentré. Ramenez un genou, puis l'autre vers la poitrine sans croiser. Le bassin bouge le moins possible, et surtout pas de fesses levées comme une pyramide !

Quel est votre score ?
Cochez votre résultat :
☐ Débutante : moins de 30 s
☐ Intermédiaire : de 30 à 45 s
☐ Confirmée : de 45 s à 1 min (voire plus)

Checkez votre niveau et vos objectifs !

Débutante

Vous allez devenir une pro des abdos en 6 semaines ! Pour progresser à votre rythme, suivez le niveau 1 de chaque training et l'option easy (facile). Vous serez bientôt plus à l'aise sur les exercices et pourrez tester l'option strong. Avec ce défi, vous allez bientôt voir les résultats de vos efforts !

Intermédiaire

Vous avez tenu la posture et vous affichez un bon chrono, good job ! Suivez le niveau 2 afin de progresser en douceur, puis montez d'un cran avec le 3. Sur certains exos, vous pourrez ajouter du piquant avec l'option strong. Ça va piquer !

Confirmée

Vous vous débrouillez comme une cheffe sur ces exos, bravo ! Mais vous avez encore une marge de progression. Bonne nouvelle, en plus de suivre le niveau 3 des trainings, vous pourrez développer votre force sur l'option strong. Préparez-vous à vous dépasser !

Un training de plus en plus intense !

Vous allez adorer progresser et monter en puissance avec des circuits d'exercices dont l'intensité ira crescendo. Vous franchirez chaque semaine de nouvelles étapes et explorerez des mouvements plus difficiles au poids de corps et avec matériel, qui vous rapprocheront de votre objectif silhouette. Alors, suivez le flow avec une détermination de warrior en adaptant le training à votre niveau et en naviguant entre les options easy (facile) et strong (plus challengeante).

6 clés pour performer

1. Échauffez-vous

Le warm up est ce « starter » qui chauffe le moteur et prépare vos muscles, vos articulations et votre cœur à l'effort. Cette mise en route douce et progressive met votre corps dans

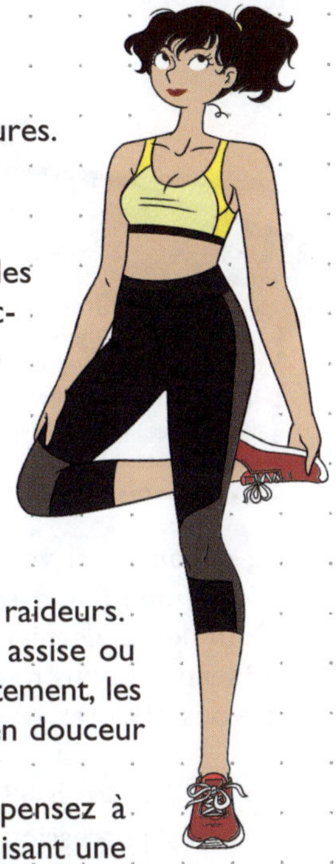

les meilleures dispositions avant le training et vous met à l'abri des blessures. Voir les exercices d'échauffement p. 26.

2. Récupérez un jour sur deux

Imaginez votre état de fatigue et de «zombitude» si vous enchaîniez les journées sans dormir… Eh bien, pour le sport, c'est pareil! Alors, s'octroyer une journée off entre 2 jours de training, c'est capital si on veut performer sans ressentir la fatigue et risquer la blessure musculaire ou tendineuse (voir p. 22).

3. Étirez-vous régulièrement quand vous en ressentez le besoin!

S'étirer est un geste naturel hyper bénéfique qui relâche les tensions musculaires et détend. Pensez à vous étirer à tout moment de la journée pour mobiliser votre corps en douceur et éviter les raideurs.

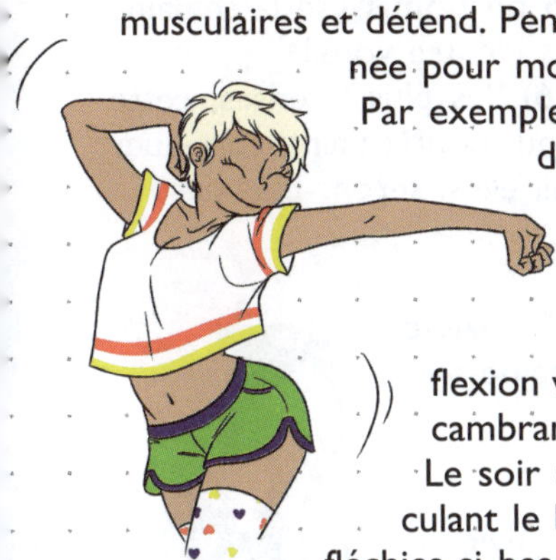

Par exemple, le matin au bord de votre lit : en position assise ou debout, vous pouvez étirer votre corps complètement, les bras au-dessus de la tête, et vous incliner en douceur d'un côté, puis de l'autre.

Dans la journée, assise à votre bureau, pensez à soulager les tensions dans votre dos en réalisant une flexion vers l'arrière : amenez les bras croisés derrière la tête en cambrant le dos pour ouvrir les coudes et la poitrine.

Le soir avant de vous coucher, vous pouvez relâcher votre dos en basculant le buste vers l'avant, poitrine connectée avec vos cuisses et jambes fléchies si besoin…

4. Hydratez-vous régulièrement

Buvez avant, pendant et après la séance! Le bon réflexe : pendant l'effort, buvez une gorgée d'eau toutes les 10 à 15 minutes. Après, buvez régulièrement pour compenser les pertes en eau et en minéraux et favoriser la récupération musculaire.

Notre corps est composé de 60 % d'eau (et nos muscles de 65 à 75 %!). L'équilibre hydrique favorise le bon fonctionnement de notre organisme (échanges cellulaires, système cardio-vasculaire, régulation de la température corporelle) et l'évacuation des déchets. La sportive a encore plus besoin d'eau car elle en perd beaucoup avec l'effort (par la sueur et l'énergie produite par les muscles), et encore plus quand il fait chaud. N'attendez donc pas d'avoir soif pour boire! La déshydratation impacte la performance (2 % de perte d'eau diminue de 20 % les perf'), réduit l'endurance et la force musculaire et augmente le risque de crampes, de tendinites et de claquages.

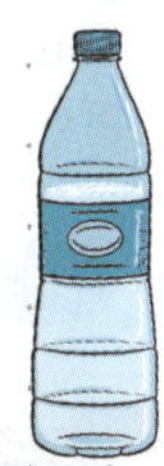

5. Écoutez vos sensations corporelles et respectez vos besoins!

Si, un jour, vous vous sentez raplapla, en petite forme, acceptez votre état et respectez vos limites. Soyez bienveillante envers vous-même et dosez votre effort en adaptant vos trainings avec les options et niveaux proposés.

6. Gardez le smile!

En cas de coup de mou, repensez à votre objectif, à ce qui vous motive et félicitez-vous pour votre parcours. Rappelez-vous que vous faites ça pour vous et que vous êtes une warrior!

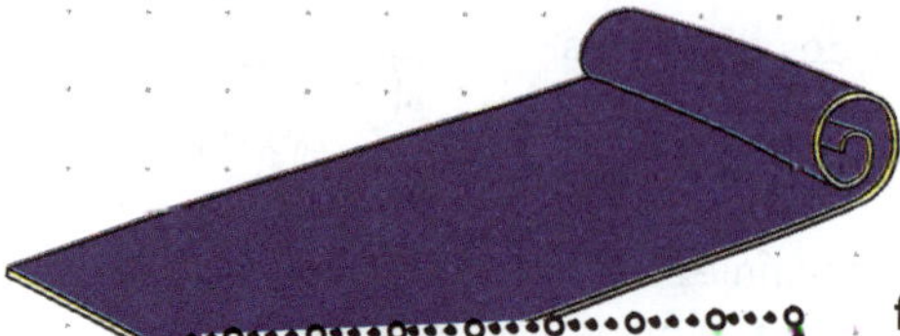

Vous pouvez aussi prévoir une séance **freestyle cardio** (running modéré, natation, vélo ou votre sport cardio favori) que vous composerez vous-même en toute liberté !

Je me fixe un planning et je m'y tiens !

Tout au long des 6 semaines de ce programme abdos sculpt, votre planning se compose chaque semaine de **3 séances de 20 à 30 minutes avec des exercices variés focus sur les abdos**, à faire un jour sur deux. Par exemple, une séance le lundi, une le mercredi et une le vendredi, à adapter à votre agenda.

Une 4e séance cardio, en option, pour les plus motivées

Si vous voulez mincir, aller plus loin dans l'entraînement et vous dépasser, c'est possible et même recommandé ! Rendez-vous le dimanche si vous le souhaitez pour **une 4e séance de cardio en bonus** (de la semaine 1 à 4) que l'on a spécialement concoctée pour les plus motivées d'entre vous !

Pour les 2 dernières semaines du programme (semaines 5 et 6), les plus intenses, cette 4e séance bonus devient un training plus soft avec un **yoga abs**. Vous pourrez ainsi continuer à vous sculpter en douceur et récupérer des autres séances, qui, elles, seront plus hard !

Je ne zappe surtout pas la récup' ni les étirements !

Pas de progression et de plaisir sans une bonne récupération ! On laisse le temps au corps d'assimiler les bénéfices des séances et de se remettre de ses émotions.

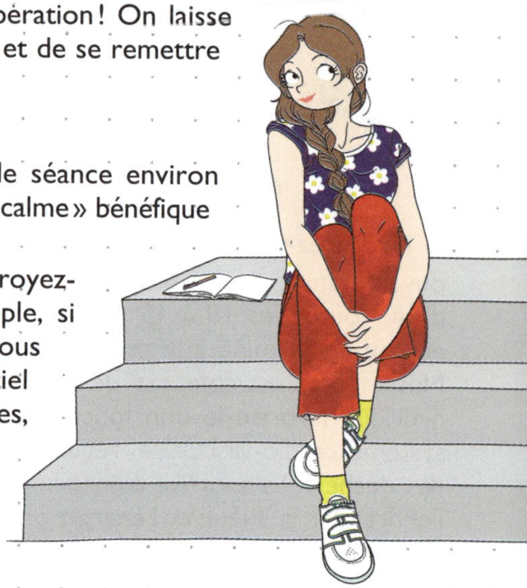

2 réflexes à prendre

- **Numéro 1** : prenez l'habitude de réaliser en fin de séance environ 5 minutes d'exercices (voir p. 27) pour un « retour au calme » bénéfique où vous relâcherez les muscles qui ont travaillé.
- **Numéro 2** (le plus important) : levez le pied et octroyez-vous un jour de récup' entre 2 séances. Par exemple, si vous vous entraînez le lundi et le mercredi, mettez-vous en off pour bien récupérer le mardi. C'est essentiel pour une complète régénération des fibres musculaires, prévenir les blessures et éviter la fatigue. Ainsi vous restez au top de vos capacités, de vos perf' et de votre motivation pour le prochain circuit !

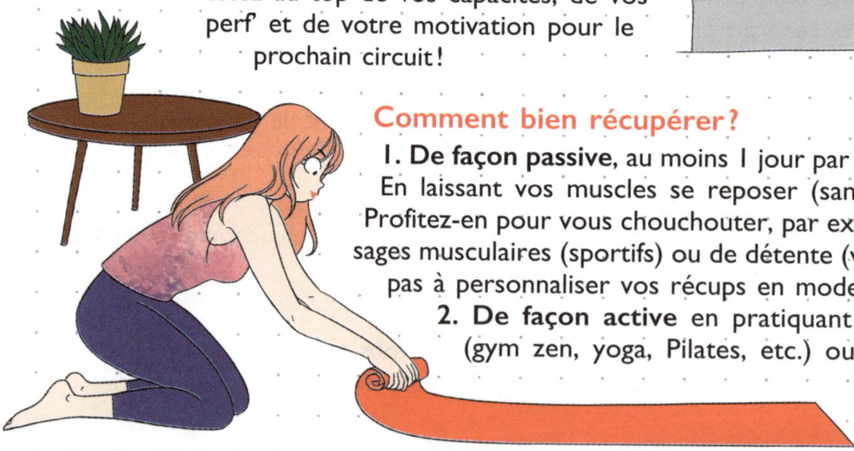

Comment bien récupérer ?

1. De façon passive, au moins 1 jour par semaine. Comment ? En laissant vos muscles se reposer (sans activité physique). Profitez-en pour vous chouchouter, par exemple avec des massages musculaires (sportifs) ou de détente (voir p. 46). N'hésitez pas à personnaliser vos récups en mode cocooning !

2. De façon active en pratiquant une activité douce (gym zen, yoga, Pilates, etc.) ou d'endurance ; petit running léger de 30 minutes, natation, sport porté comme le vélo, cours de fitness de faible intensité. Variez les plaisirs !

Quelle que soit votre option récup', prenez le temps 1 fois par semaine au moins de vous étirer longuement lors d'une **séance de stretch ciblée** (p. 27) ! Réservez-vous cette séance complète d'étirements sur un jour de récupération. Pour chaque zone, restez au moins 30 secondes en étirement sur chaque muscle.

Je note mes séances dans mon agenda

Pour ne zapper aucune séance, vous pouvez caler vos entraînements dans votre agenda (voir le planning dans le chapitre 3, p. 35) sur un joli cahier, sur votre smartphone pour les plus connectées, ou en mode pense-bête sur un Post-it placardé sur votre miroir, votre frigo…

	MES SÉANCES ABDOS SCULPT	MES SÉANCES CARDIO	HORAIRE	NOTES
LUNDI				
MARDI				
MERCREDI				
JEUDI				
VENDREDI				
SAMEDI				
DIMANCHE				

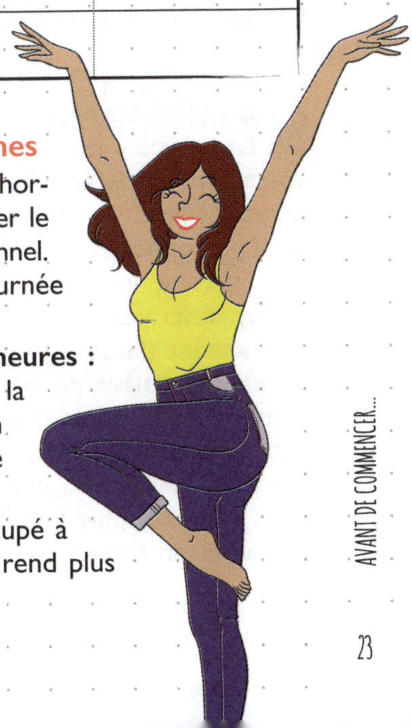

Je fais mes séances de sport en respectant mes biorythmes

De même que certaines sont plus du matin et d'autres du soir, notre horloge interne diffère d'une fit-girl à l'autre. Chacune est libre de trouver le moment le plus adapté à sa pratique sportive selon son planning personnel. On peut quand même distinguer deux créneaux idéals dans la journée pour s'entraîner :

- **(tôt) le matin en mode #MiracleMorning, soit entre 6 et 8 heures :** quand le cortisol (hormone du stress) atteint son pic. Il favorise la métabolisation des graisses et du glucose (sucre dans le sang) en énergie directement mobilisable par les muscles. Le corps puise ainsi plus facilement dans ses réserves de graisse et de sucres ;
- **entre 17 et 19 heures :** le corps est plus dispo car moins occupé à digérer. La température corporelle est à son max, ce qui vous rend plus performante physiquement. Idéal pour vous défouler !

Training et alimentation : mon combo gagnant pour des abdos parfaits

On ne va pas se mentir, pour récolter les fruits de ce training ciblé et sculpter vraiment vos abdos, le sport ne fait pas tout, loin de là ! Pour voir le résultat de vos efforts, votre training doit s'accompagner d'une alimentation équilibrée et adaptée à votre objectif.
Chaque semaine, vous allez découvrir tous les conseils de nutrition sportive qui vous permettront de revoir vos habitudes dans l'assiette et de concilier énergie et équilibre sans bouder la gourmandise. À vous aussi, les astuces minceur pour déstocker les graisses et affiner votre ventre, ainsi que les bons gestes détox pour le purifier et le régénérer de l'intérieur. Le tout parsemé de tips vitaminés afin de doper votre tonus. Tout ce qu'il faut pour vous pavaner avec un ventre vraiment fit & strong !

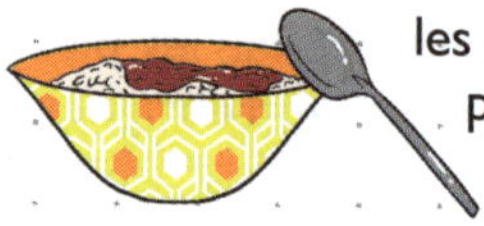

Je reste motivée !

Pour ne rien lâcher dans la durée et révéler vos abdos à l'extérieur avec la discipline d'une fit-girl focus et motivée, vous allez, chaque semaine, vous chouchouter de l'intérieur avec des astuces body & mind (rituels zen de récup', art de la pleine conscience, yoga du ventre…). Objectif no stress ! Vous prenez soin de vous en globalité. Le must pour progresser avec plaisir, bienveillance et un mental au top !
Parmi les tips qui font du bien, tenir un carnet de motivation vous donne l'opportunité de coucher sur papier les émotions et les états d'âme qui vous traverseront tout au long du programme. Ce fidèle compagnon sera d'un grand secours pour vous aider à relativiser les petits coups de mou passagers, et il vous motivera à atteindre vos objectifs. Mais aussi, il vous permettra de noter vos petites victoires, pour en prendre conscience et vous en féliciter. De quoi vous motiver !

Je tiens un journal de motivation

À vos stylos ! Sur un carnet customisé, après chacune de vos séances ou à la fin de vos 3 ou 4 séances hebdomadaires, notez votre ressenti, votre « météo intérieure » pendant la séance, comment vous l'avez vécue. Comme dans un journal de bord, faites un petit bilan personnel de votre training : ce qui a bien et moins bien marché, les points à améliorer en y ajoutant un smiley. Inscrivez aussi votre feeling et votre humeur du moment (fatiguée, au taquet…).
En cas de baisse de régime, de découragement ou d'insatisfaction après une séance, relisez les pages précédentes, cela vous aidera à prendre du recul en vous ramenant à votre fil conducteur, l'objectif principal qui vous anime depuis le début. De quoi vous redonner la niaque et entretenir votre motivation !

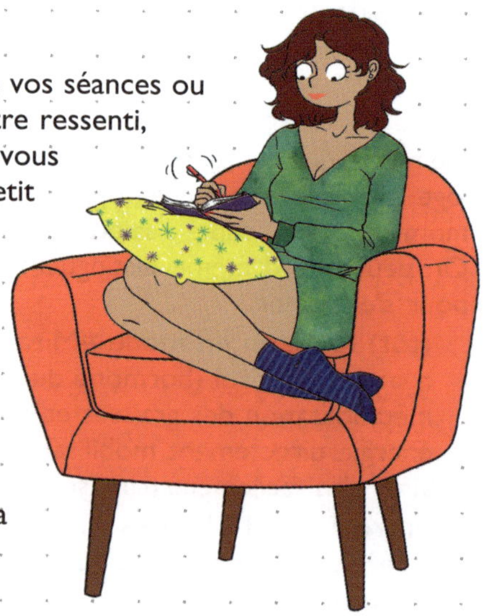

Mon bilan silhouette avant de commencer

Quand on démarre un programme sportif ou minceur, se photographier est aussi parlant (voire plus) que de se peser. Alors, place au shooting ! Face à un miroir, prenez-vous en photo en sous-vêtements, debout, de face, de profil. Vous ressortirez ces clichés dans 6 semaines et pourrez juger de l'évolution ! #jenelacherien

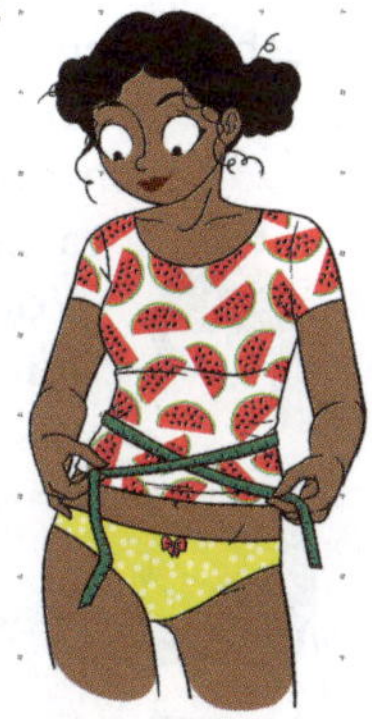

Mes mensurations avant/après

Pour le tour de taille, placez le mètre juste au-dessus du nombril ; pour les hanches, à l'endroit le plus fort ; pour les cuisses, prenez la mesure quelques centimètres sous la fesse.
Comme les photos, ces mesures vous donneront une idée précise de vos résultats et de la façon dont vous avez remodelé votre silhouette.

Mon objectif poids

Enfin, avant de vous lancer, faites un petit tour sur la balance et notez votre poids. Vous pourrez le comparer au terme des 6 semaines et voir, en cas d'objectif minceur, si vous avez atteint votre poids idéal.

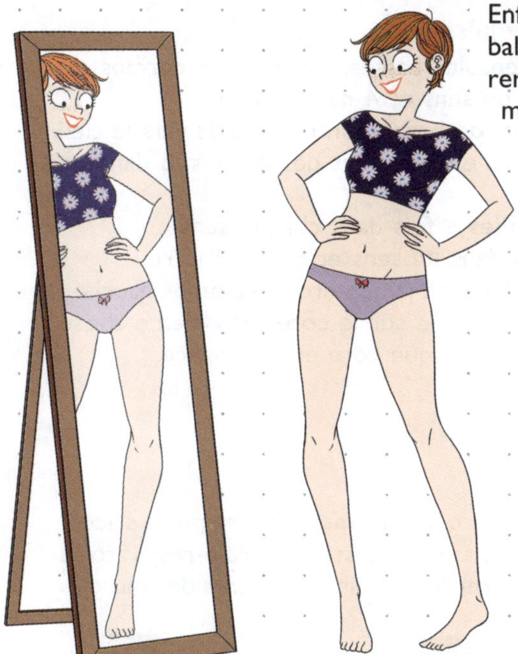

Je démarre mon training abdos sculpt

le (date) : ....

Je pèse : ....

Je souhaiterais peser : ....

Mon tour de taille : ....

Mon tour de hanches : ....

Mon tour de cuisses : ....

Mon tour de bras : ....

No balance !
Inutile de vous peser tous les jours ! Pesez-vous idéalement une fois en début de programme, puis toutes les 3 semaines (pas plus), sinon vous risquez de vous décourager. Pour cause, les entraînements vont développer vos muscles et cela peut se traduire par des kilos en plus au début car le muscle pèse plus lourd que le gras.

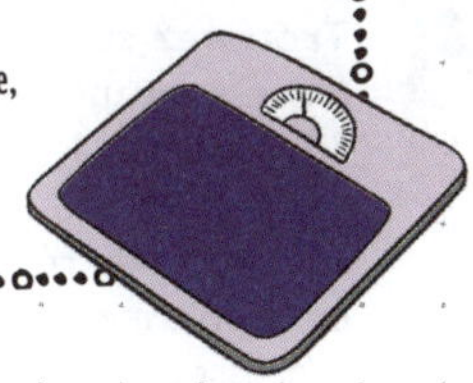

Mon warm up idéal

L'échauffement fait partie des rituels incontournables avant le training. En partant trop vite et à froid, vous risquez la blessure musculaire ou articulaire.

Un bon warm up doit être composé d'une préparation articulaire, musculaire et cardio-vasculaire. Ce triptyque vous assure une séance safe et ultra efficace.

Voici un warm up à réaliser en 5 minutes avant chacune de vos séances (durant tout le programme, semaines 1 à 6).

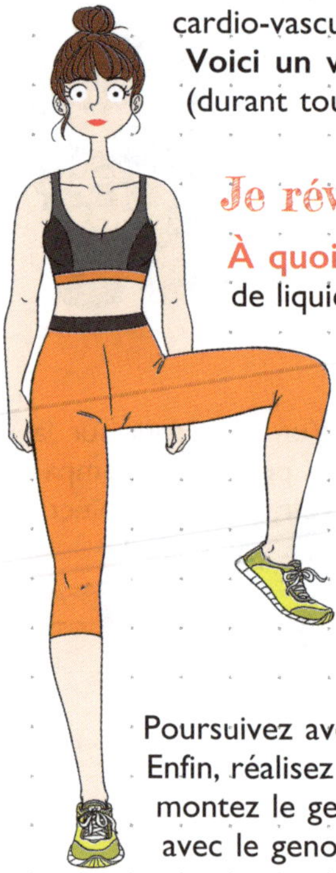

Je réveille en douceur mes articulations

À quoi ça sert? La chaleur émise par ces exercices favorise la production de liquide synovial qui lubrifie les articulations et les rend plus mobiles. Vous pouvez ainsi travailler dans une plus grande amplitude de mouvement, sans contrainte ni douleur.

Mon échauffement articulaire

Debout, le dos droit et les épaules basses, réalisez des **cercles de tête** doucement, 4 fois dans un sens et 4 dans l'autre.

Continuez avec des moulinets **de bras**, montez les bras vers le ciel, puis descendez-les vers le sol en décrivant des cercles, 8 dans un sens et 8 dans l'autre.

Réalisez des **cercles de chevilles** 8 fois dans chaque sens.

Poursuivez avec des **rotations de bassin**, 8 dans un sens et 8 dans l'autre.

Enfin, réalisez des **enroulés de hanche**, en alternant jambe droite et jambe gauche : montez le genou droit vers la poitrine et ouvrez-le sur le côté, puis même chose avec le genou gauche. Faites 8 répétitions de chaque côté en alternance.

Je prépare mon cœur

À quoi ça sert?

Ces mouvements font monter votre rythme cardiaque progressivement. Votre pouls s'accélère, vous commencez à avoir chaud, vos joues rosissent, votre système cardio-respiratoire est stimulé. Le débit sanguin augmente pour assurer les besoins croissants des muscles en oxygène pendant le work-out.

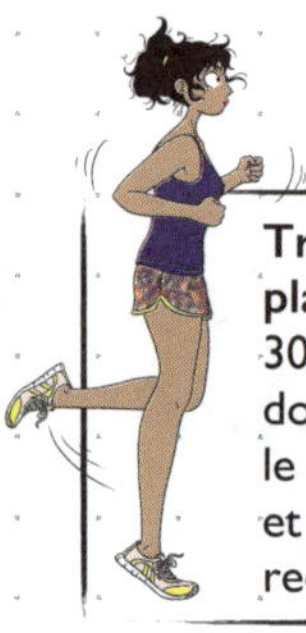

Mon échauffement cardio

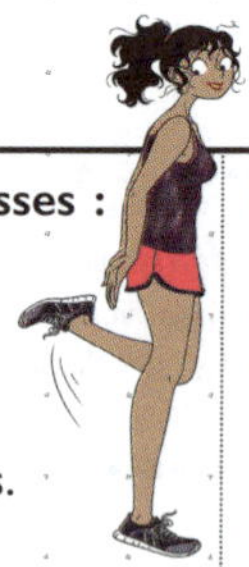

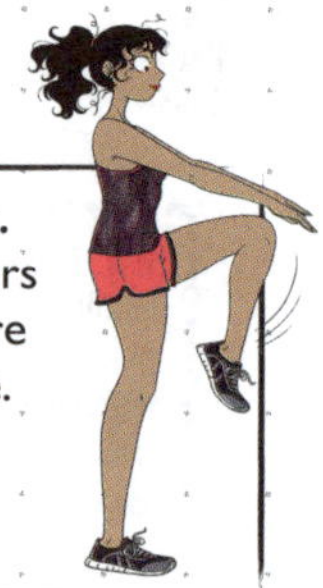

Trottinez sur place pendant 30 s. Gardez le dos bien droit, le ventre rentré et la poitrine redressée.

Continuez avec des talons-fesses : montez les talons en direction du fessier en alternance, en conservant le dos droit et la poitrine haute. Continuez sur un rythme rapide et tenez 30 s.

Montées de genoux. Amenez un genou vers la poitrine, puis l'autre sur un rythme rapide. Tenez 20 s.

Je réveille mes muscles

À quoi ça sert?

Le warm up fait grimper la température corporelle, l'afflux sanguin s'accroît et réchauffe les muscles. Mieux oxygénés et moins raides, ils deviennent plus aptes à la contraction musculaire et plus performants pour attaquer la suite.

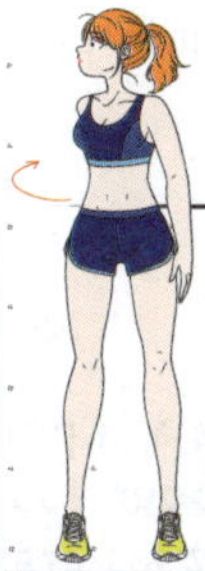

Mon échauffement musculaire

Twist de buste. Debout, les pieds bien espacés, le dos droit, le ventre rentré (abdos serrés), faites une rotation du haut du corps vers la droite, puis vers la gauche. Ce twist réveille les obliques. Tenez 30 s.

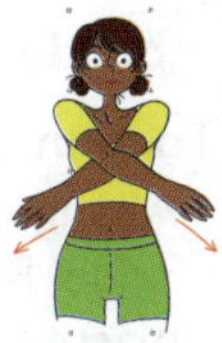

Croisés-décroisés de bras. En gardant les hanches de face, ouvrez et refermez les bras en diagonale. Tenez 20 s. Ce mouvement prépare les épaules et ouvre la cage thoracique.

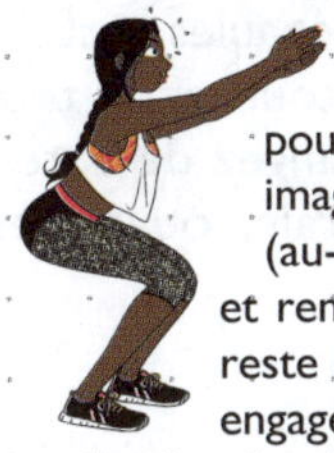

Mini-squats. Pliez les genoux en repoussant les fessiers vers l'arrière et vers le bas comme pour vous asseoir sur une chaise imaginaire. Descendez à mi-hauteur (au-dessus de la ligne des genoux) et remontez en soufflant. La poitrine reste haute, le buste droit et les abdos engagés. Répétez l'exercice durant 30 s.

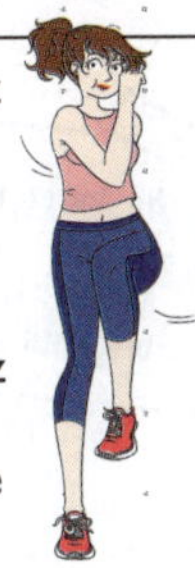

Coude-genou opposé. Debout, amenez le coude droit vers le genou gauche et le coude gauche vers le genou droit en alternance. Montez chaque genou en diagonale et inclinez légèrement le buste pour engager les obliques. Soufflez sur le mouvement (quand le coude se rapproche du genou). Répétez l'exercice durant 20 s.

Mes étirements post-training

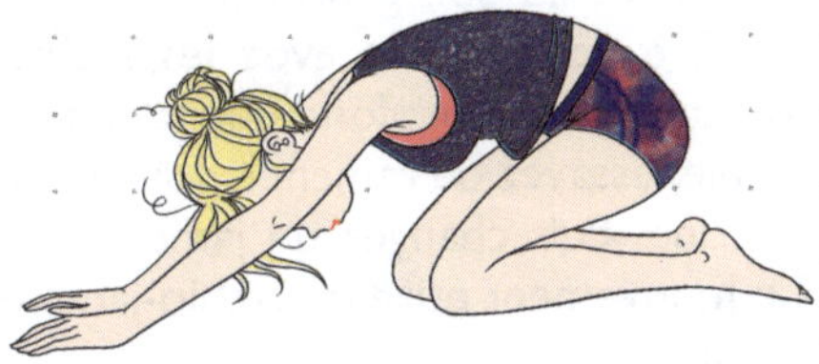

Quand s'étirer?

Suivez cette séance qui propose des exercices de stretch inspirés du yoga. Le yoga permet de caler chaque posture et mouvement sur la respiration. L'avantage? Cela maximise les bénéfices des étirements en ajoutant un relâchement total du corps et de l'esprit. À faire comme un retour au calme post-training (10 s par exercice) ou pour optimiser votre récupération entre les séances, en jour off par exemple (30 s minimum par exercice).

En fin de séance

Des mouvements doux et courts relâchent les muscles et leur redonnent leur longueur initiale (la contraction musculaire durant le mouvement a tendance à les raccourcir). L'étirement juste après l'effort, qui a plus valeur de retour au calme, doit être de faible durée. Autrement vous risquez de brusquer les muscles encore chauds et d'endommager un peu plus les fibres musculaires lésées pendant le training.

Le bon timing : 10 s max par muscle étiré.

Durant un jour off

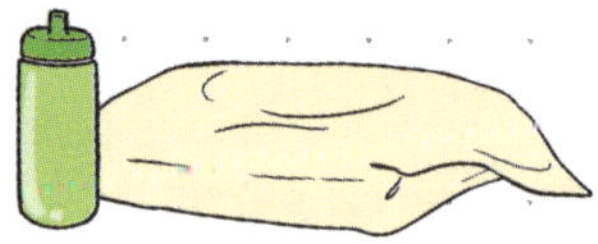

Les étirements les plus bénéfiques sont à réaliser au minimum 1 fois par semaine en dehors des entraînements, c'est-à dire lors d'un jour de récupération. Une séance de stretch de plus longue durée (30 s sur chaque zone) rend le muscle plus souple, plus élastique et favorise la mobilité globale du corps. Vous pouvez bouger plus aisément en amplitude (utile pour aller plus loin dans les exercices) et prévenez ainsi les blessures.

Ma séance de yoga-stretch pour m'étirer

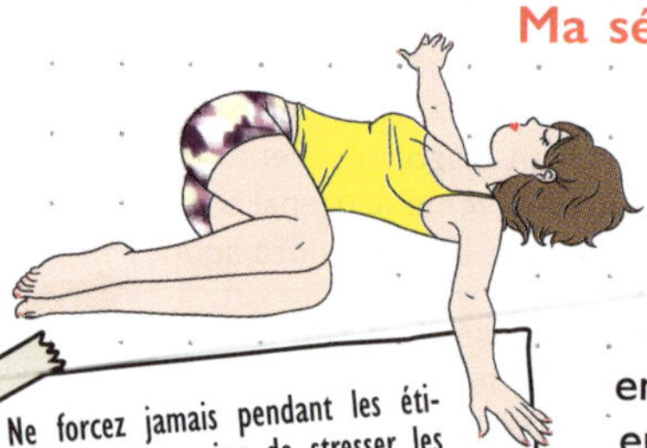

Ne forcez jamais pendant les étirements sous peine de stresser les muscles ! Chaque étirement doit être progressif et doux, sans à-coup.

Torsion couchée

Allongée au sol, amenez un genou, puis l'autre à la poitrine. Réalisez quelques rotations des genoux pour vous masser et soulager vos lombaires. Puis ouvrez les bras en croix, au sol, paumes de mains vers le plafond, basculez ensemble les genoux pliés sur un côté. Les épaules restent en contact avec le sol. Si vous le pouvez, tournez la tête à l'opposé. Respirez profondément. Puis changez de côté. Ce mouvement soulage la colonne vertébrale, ouvre les épaules et dénoue les tensions.

Étirement des ischio-jambiers au sol

Dos au sol, ramenez les deux genoux à la poitrine. Déposez le pied droit au sol, genou fléchi. Étirez la jambe gauche et attrapez l'arrière de la cuisse avec les mains. Le bas du dos reste au sol. En expirant profondément, jambe tendue ou légèrement fléchie, essayez de ramener doucement la cuisse vers votre poitrine. Puis changez de jambe.
Ce mouvement étire les ischio-jambiers, l'arrière des cuisses.

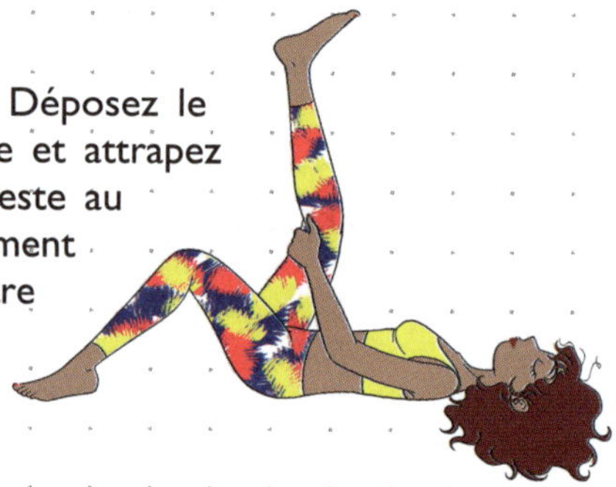

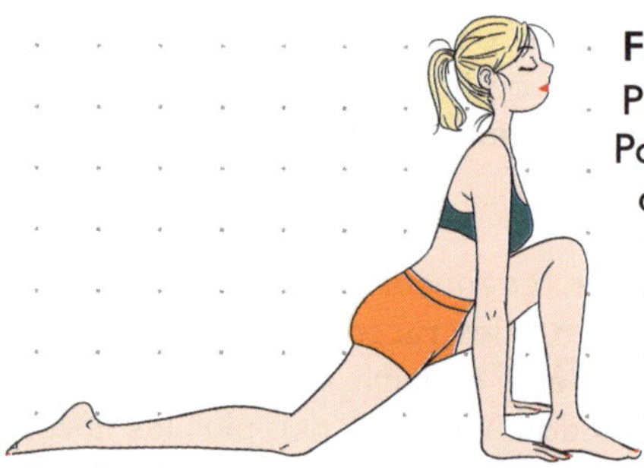

Fente basse

Placez vos genoux au sol. Le dos droit et le nombril aspiré. Posez le pied droit en avant, le genou droit est fléchi à angle droit, en ligne avec la cheville droite. Ainsi en position de fente, genou au sol, gardez le dos droit et la poitrine fière. Poussez doucement la hanche droite vers l'avant. Respirez profondément. Puis changez de côté.
Ce mouvement étire le psoas, le muscle fléchisseur de la hanche.

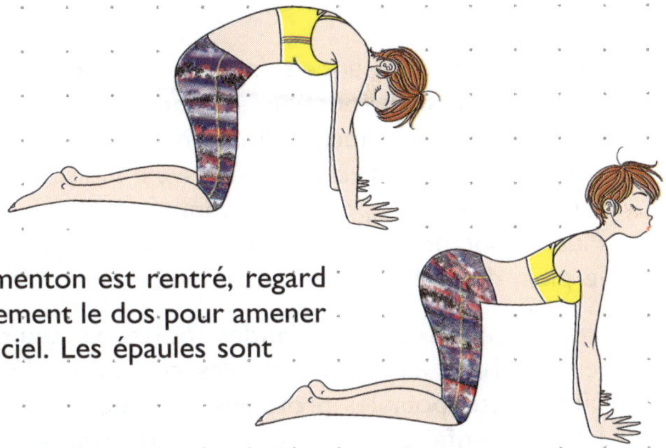

Chat-vache

Placez-vous à quatre pattes, les mains sous les épaules, les bras tendus, les genoux sous les hanches. Le dos est plat, la nuque étirée et le nombril aspiré. Expirez et arrondissez doucement le dos comme un chat qui s'étire : repoussez le sol avec les mains ; le menton est rentré, regard vers le nombril. Puis inspirez et creusez doucement le dos pour amener le bassin vers le plafond et le regard vers le ciel. Les épaules sont basses, loin des oreilles.
Ce mouvement étire le dos.

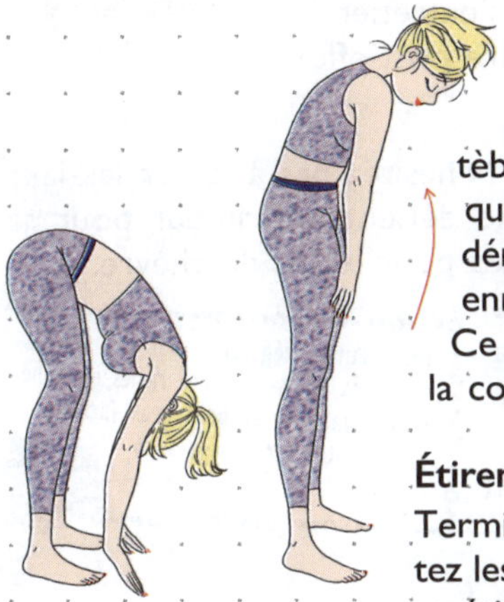

Déroulé du dos

Placez les mains au sol et venez en position accroupie. Dépliez et déroulez votre dos lentement, vertèbre après vertèbre, en vous relevant. Imaginez une fougère qui se déploie vers le ciel. Respirez profondément et prenez le temps. Une fois debout, enroulez les épaules et la tête en dernier.
Ce déroulé du dos développe la mobilité de la colonne vertébrale et prévient les raideurs.

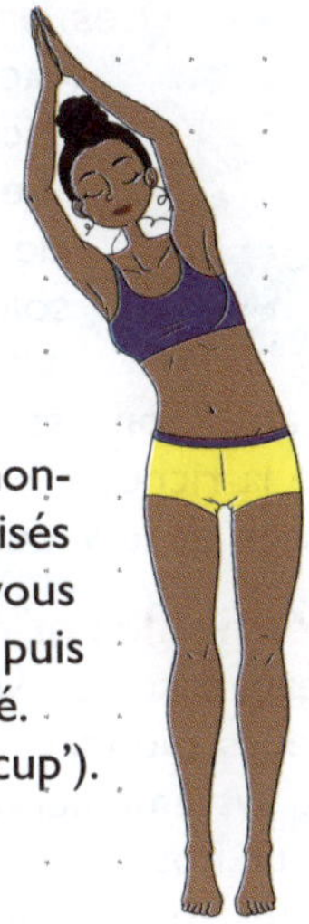

Étirement latéral debout

Terminez ce stretch avec un autograndissement : montez les bras au-dessus de la tête, les doigts entrecroisés et étirez-vous comme un second réveil. Inclinez-vous lentement vers la droite en gardant les épaules et les hanches de face, puis revenez de face et inversez. Gardez les épaules basses et le ventre absorbé.
Le timing : 5 s (retour au calme) de chaque côté ou 15 s (sur un jour de récup').
Ce mouvement étire la chaîne latérale (flanc gauche et flanc droit).

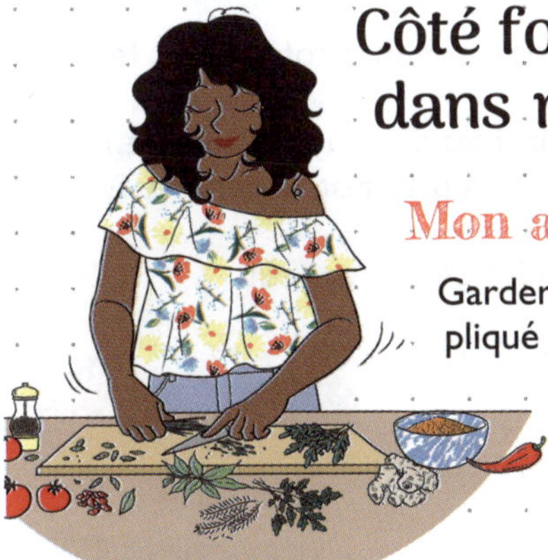

Côté food : l'équilibre est dans mon assiette

Mon assiette idéale = simplicité et équilibre !

Garder un corps fit ou fondre de quelques kilos, c'est pas si compliqué si on pense à ce mantra : « Manger sain et équilibré » ! En clair, en plus de votre routine sportive régulière, il s'agit de réapprendre les bonnes pratiques nutritionnelles. En effet, votre organisme doit recevoir quotidiennement

des nutriments essentiels (protéines, lipides, glucides, vitamines, minéraux, fibres, oligoéléments) pour bien fonctionner, entretenir ses cellules, produire de l'énergie et veiller à sa santé. Or, comme aucun aliment n'est capable à lui seul de couvrir tous les besoins corporels, une alimentation diversifiée se révèle indispensable. Autrement dit, vous avez plutôt intérêt à manger de tout pour ne manquer de rien…
Plutôt cool, non ? Un repas idéal doit donc se composer d'aliments vous permettant de faire le plein de carburant en nutriments.

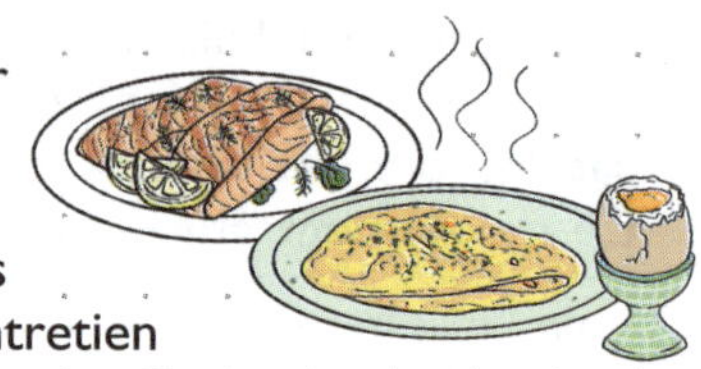

Les protéines : les viandes, poissons, œufs et laitages pour les protéines animales ; céréales complètes, légumes secs, soja, quinoa, etc. pour les protéines végétales.
Leurs bienfaits : ces « briques » de notre organisme, de nos organes et de nos muscles, participent à la construction, à l'entretien du tissu musculaire, en particulier à la récupération musculaire post-effort.
Dans mon assiette : 1 quart de protéines.

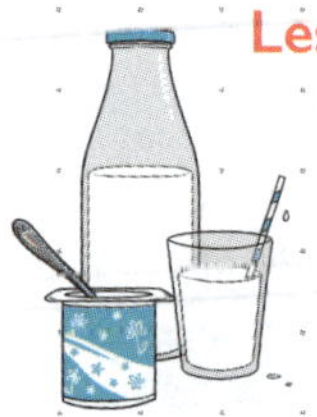

Les produits laitiers : fromages, laits, yaourts… N'hésitez pas à varier les laits (vache, brebis, chèvre) même si le lait de vache détient la primeur pour sa richesse en calcium. Si vous le digérez mal, optez pour le lait de chèvre.
Leurs bienfaits : le lait est une bonne source de protéines mais aussi de calcium (il assure la solidité des os, intervient dans la contraction musculaire et la transmission nerveuse).
Dans mon assiette : 1 produit laitier (et pas deux en raison de la richesse en acides gras saturés). On choisit entre le fromage et le yaourt.

Les « laits » végétaux sont des alternatives très utiles : ils sont riches en minéraux, vitamines et bons gras (acides gras insaturés : oméga-3, 6 et 9).

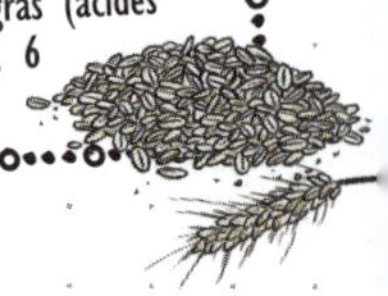

Les lipides et matières grasses : huiles, beurre, poissons gras (saumon, thon, maquereau, sardine), viande, œufs, huiles (olive, colza, noix…).
Leurs bienfaits : les lipides sont les constituants de nos membranes cellulaires, des cellules du système nerveux et du derme (de la peau). Ils sont aussi une réserve d'énergie essentielle pour nos cellules.
Dans mon assiette : 1 quart de lipides avec la viande ou le poisson gras + 1 c. à s. d'huile végétale à cuire ou pour l'assaisonnement.

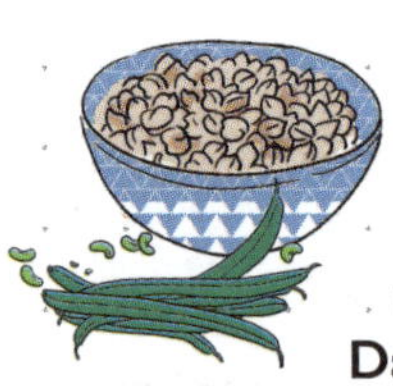

Les glucides : céréales complètes, légumes secs (haricots blancs, lentilles, fèves, pois…), fruits.
Les bienfaits : véritable carburant, les glucides apportent l'énergie nécessaire à nos muscles et nos organes (y compris notre cerveau !) pour fonctionner.
Dans mon assiette : entre $^1/_3$ et $^1/_4$ de glucides selon l'appétit.

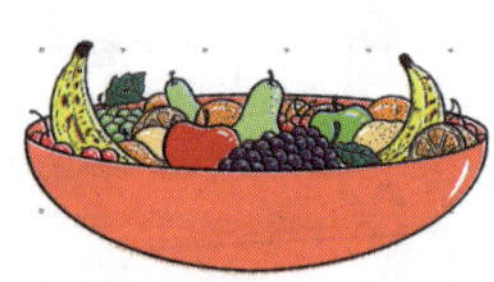

Les fibres : légumes et fruits (crus ou cuits), fruits secs, céréales complètes.
Leurs bienfaits : vantées comme alliées minceur, les fibres gonflent dans l'estomac, rassasient plus vite. Nickel contre les fringales

intempestives ! Elles stimulent aussi le transit et ralentissent la vitesse d'absorption des glucides dans l'estomac (évitant ainsi le stockage des graisses).
Dans mon assiette : la moitié de fibres avec les légumes ou $^{1}/_{3}$ avec les céréales complètes.

Pour les fruits secs (assez riches en sucres et calorifiques), prenez-les plutôt en collation (en cas de petite faim) et pas plus d'une petite poignée par jour.

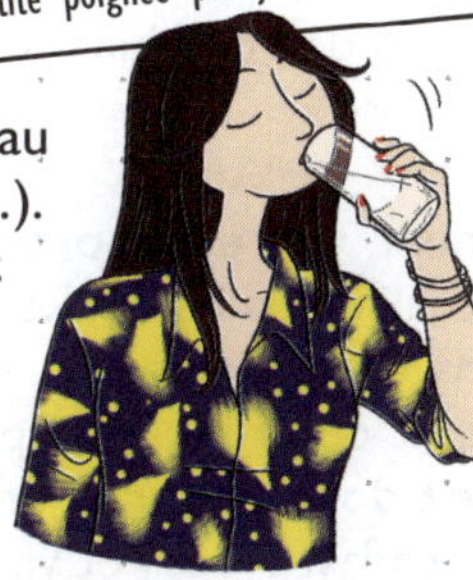

L'eau : buvez toute la journée et régulièrement au moins 1,5 l d'eau par jour (eau, thé, tisane, water detox, eau aromatisée non sucrée…).
Ses bienfaits : premier constituant de l'organisme, l'eau est essentielle aux fonctions biologiques (voir p. 20, les 6 clés pour performer).
Dans mon assiette : 1 grand verre ou 2 avant le repas pour remplir l'estomac et réduire l'appétit (8 verres d'eau en moyenne à répartir sur la journée).

Je fais le tri dans mon placard

Manger mieux rime avec simplicité dans votre assiette… et votre cuisine ! La meilleure façon de tourner le dos aux tentations est de revoir le contenu de vos placards. Décortiquer les étiquettes et les aliments bons ou mauvais fait partie des règles simples pour alléger votre alimentation et perdre du ventre sans effort !

Bye bye, les plats industriels transformés, cuisinez frais et de saison !

Fuyez les produits préparés et industriels. Ils ne présentent aucun intérêt nutritionnel, sont trop gras, trop sucrés et/ou trop salés et peuvent cacher des additifs alimentaires industriels potentiellement nocifs pour la santé (colorants, conservateurs, émulsifiants).
Vive le fait maison ! Mitonnez à la place vos propres menus *home made* à base de légumes, de fruits frais et de saison, et si possible en privilégiant les producteurs locaux.
Pas le temps de cuisiner ? Préparez en avance et en grande quantité vos petits plats pour la semaine que vous congelez ensuite, c'est l'astuce du « batch-cooking » !

Décryptez les étiquettes !

Méfiez-vous des aliments avec des étiquettes à rallonge, qui annoncent la présence d'additifs industriels. Plus elles sont courtes, plus c'est compréhensible !
Checkez l'ordre des ingrédients : l'ingrédient principal est celui qui figure en pole position. Par exemple, si le sucre figure en tête de liste, ou même en 2e ou 3e position d'un produit, « blacklistez-le », vous avez affaire à une bombe calorique !
Autre astuce pour reconnaître et bannir les additifs : ils portent souvent des codes et noms barbares : les conservateurs rangés

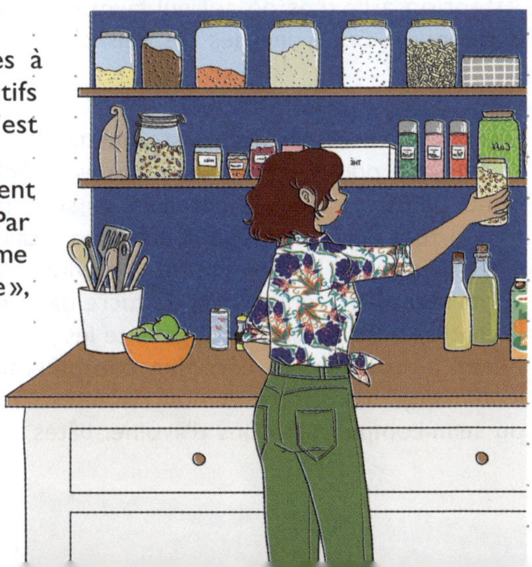

dans les E200 (dont nitrates et nitrites de sodium et potassium E250 et E251, classés cancérogènes probables par l'OMS et le glutamate E621, exhausteur de goût qui stimule l'appétit); les colorants artificiels dans les E100; les additifs au phosphate dans les E300 et E400, facteurs de risque cardio-vasculaire; les émulsifiants (E400 à E496) censés améliorer la texture des produits industriels, facteurs de risque d'allergie et d'inflammations.

Déclarez la guerre aux produits trop sucrés

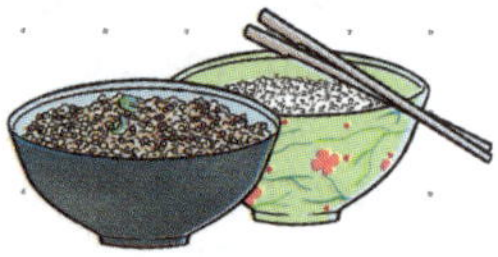

Diminuer votre apport glucidique figure parmi les bases du rééquilibrage alimentaire. L'excès de glucose dans le sang, supérieur à nos besoins énergétiques, finit stocké sous forme de graisses dans l'organisme, et contribue à la prise de poids.

Limitez donc le sucre et faites l'impasse sur les plats transformés bourrés de glucides : pizzas, sodas, sauces et vinaigrettes du commerce, confiseries, biscuits et viennoiseries, pâtes à tartiner, yaourts et compotes sucrés, boissons sucrées, confitures, sucre blanc, chocolat au lait et blanc…

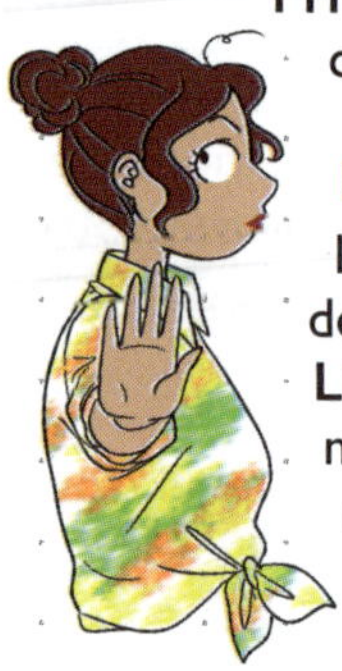

Privilégiez les glucides sains et naturels issus des fruits, des féculents, des céréales complètes (riz, quinoa, avoine, sarrasin…).

Fuyez les produits trop gras

La surconsommation de gras alimente les réserves de graisse, le cauchemar des fit-girls qui veulent perdre du poids !

Limitez, voire supprimez les produits riches en matières grasses (souvent mauvaises, dites « saturées ») et en cholestérol : charcuteries, plats préparés, aliments frits et en sauce… Réservez-les pour un cheat meal, un repas plaisir exceptionnel (1 fois tous les 15 jours lors de votre programme abdos sculpt, et n'ayez pas la main lourde sur les frites et la sauce !).

Haro sur les produits trop salés

Faciles à reconnaître, ils vont souvent de pair avec les produits trop sucrés et trop gras : soupes industrielles, chips, cacahuètes, biscuits apéritif…

Attention à l'excès de sel qui favorise l'hypertension, les maladies cardio-vasculaires… et la rétention d'eau, une des responsables de la cellulite !

Choisissez les bonnes céréales

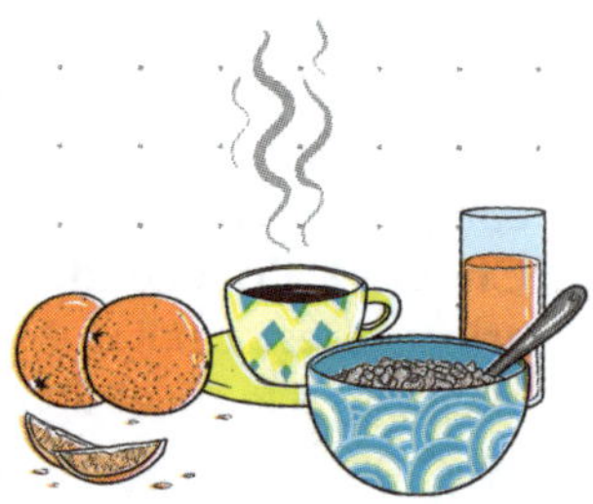

Faites une croix sur les toasts baguette au beurre au petit déj' et autres produits à base de céréales raffinées : pain de mie, riz blanc, pâtes blanches et céréales de supermarché. Leurs farines n'apportent aucun nutriment mais des « calories vides ». Les glucides simples qui les composent sont vite absorbés dans le sang et augmentent la glycémie (taux de sucre dans le sang), ce qui favorise le stockage des graisses et augmente les petits creux dans la journée.

Misez plutôt sur les céréales complètes, sources de glucides complexes (digérés plus lentement) rassasiantes et nourrissantes : pain complet et autre pain à la farine complète ou semi-complète, flocons d'avoine, pâtes complètes, riz complet, quinoa…

Les « bons lipides » pour perdre du gras

Les oméga-3, des acides gras qui me veulent du bien

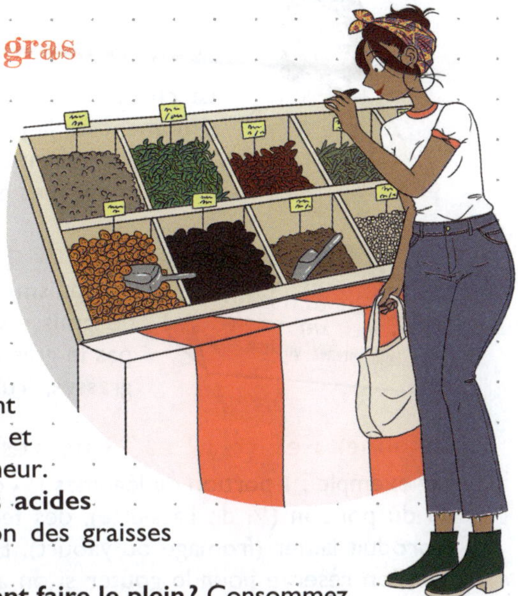

Classés dans la famille des acides gras polyinsaturés, les oméga-3 sont réputés pour leurs nombreuses vertus protectrices. L'un d'eux, l'acide alpha-linoléique, est considéré comme essentiel car il ne peut être synthétisé par l'organisme.
Parmi leurs nombreux bienfaits, les oméga-3 contribuent au bon fonctionnement cérébral, protègent le cœur, augmentent le taux de bon cholestérol, abaissent le risque cardio-vasculaire, entretiennent la mémoire et les fonctions cognitives. Ils réguleraient même l'humeur.
Pour une diète minceur et un ventre plat, ces acides gras sont parfaits, car ils favorisent la combustion des graisses dans l'organisme.

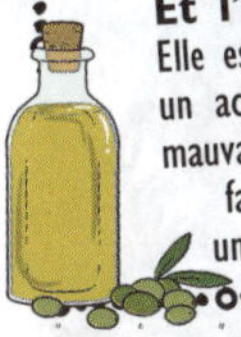

Et l'huile d'olive, alors ?
Elle est hyper intéressante pour sa richesse en oméga-9, un acide gras monoinsaturé qui contribue à réduire le mauvais cholestérol (dont l'excès détériore les artères et favorise les maladies cardio-vasculaires) et à maintenir une bonne glycémie (taux de sucre dans le sang).

Comment faire le plein ? Consommez de l'huile de colza et de germe de blé, des poissons gras, de l'huile de lin, des graines de lin (broyées pour libérer leurs nutriments), des graines de chia, des graines de chanvre, des noix et de l'huile de noix.

Les aliments gras à ne pas bouder !

Dites oui au bon gras tout en réduisant le sucre : c'est LA stratégie si vous voulez garder la ligne et maigrir. Les bonnes graisses nourrissent le cerveau et nos cellules, rassasient plus vite et jouent le rôle de coupe-faim.
Le top des aliments gras : les œufs (pas plus de 2 par jour), avocats, oléagineux (amandes, noisettes, graines de sésame, noix de cajou…), poisson gras (saumon, thon, maquereau, sardine), fromages (parmi les moins caloriques : cancoillotte, feta, Babybel®, mozzarella, chèvre frais, camembert ; ou parmi les plus riches en calcium : parmesan, emmental, comté, à consommer avec modération en raison de leurs acides gras saturés, par exemple une fois par jour le midi à la place d'un yaourt) ; huiles de colza, d'olive, de lin, de noix ; viande rouge (une seule fois par semaine, une consommation en excès augmenterait le risque de maladies cardio-vasculaires et de cancer).
Exemple sur une journée : 2 œufs ; 2 produits laitiers (1 yaourt de 125 g ou 1 verre de lait + 30 g de fromage) ; 6 à 8 amandes/noisettes/noix en en-cas ; ½ avocat ; 1 c. à s. d'huile d'assaisonnement ou à cuire ; 125 g de poisson.

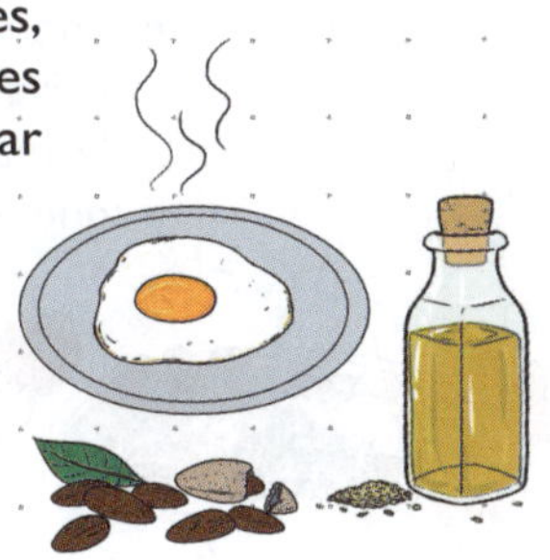

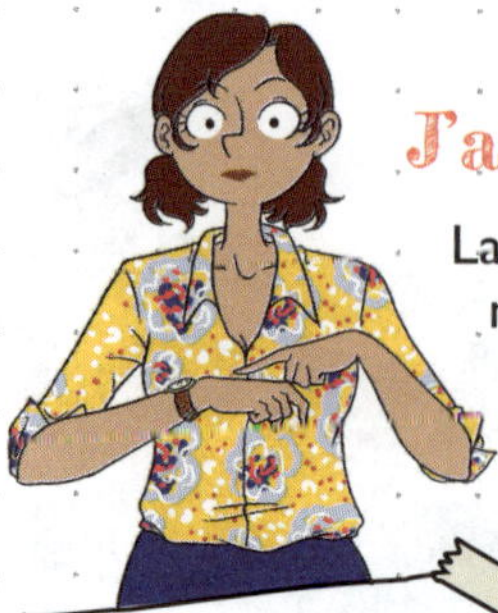

J'adapte mes horaires de repas à mon biorythme

La chrononutrition enseigne l'art de manger sans se priver au bon moment de la journée. Respecter son biorythme dans la prise de ses repas garantit le déstockage des graisses sans subir la frustration des régimes avec le classique retour de boomerang (l'effet yoyo !).

Et l'encas vers 11 heures ? Si vous avez vraiment faim, prenez un fruit.

Le petit déjeuner : entre 6 et 9 heures

L'organisme fait le plein d'énergie en tapant dans ses réserves de graisse dès le matin. Faites-vous donc plaisir et ne boudez pas le gras au petit déj' ! Misez sur les produits laitiers, matières grasses, fruits et céréales (non industrielles).

Déjeuner : entre 12 et 13 heures

Par exemple : 1 portion de légumes (¼ de l'assiette), de la viande ou du poisson (¼ de l'assiette), des féculents (¼ de l'assiette), 1 produit laitier (fromage ou yaourt). Et un fruit en dessert (ou que l'on réserve pour le goûter si on a les intestins fragiles).

Et l'en-cas vers 16 heures ? Prenez un fruit.

En cas de fringale avant votre training

Prenez une collation digeste qui vous donnera de l'énergie (à consommer 1 heure avant la séance) du type : fruit (banane), compote sans sucre ajouté, fruits secs, oléagineux, chocolat noir, fromage blanc avec des fruits.

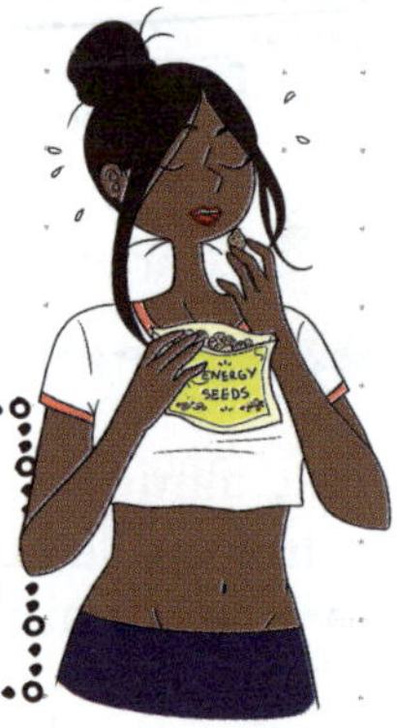

Dîner : entre 18 et 20 heures

Prévoyez un dîner léger (légumes avec un peu de volaille ou de poisson ou même 100 % végétarien) pour ne pas entraver la digestion et éviter de vous coucher le ventre plein.

Si, en pratique, votre planning ne vous permet pas d'être réglée comme du papier à musique, essayez le plus possible de prendre vos repas à heures fixes et à intervalles réguliers.

Je ne saute jamais de repas

S'obliger à sauter un repas alors même que l'on a faim revient à ignorer les signaux de son organisme. Cela ne va pas vous faire maigrir mais plutôt profiter à vos bourrelets ! La privation au mépris de la sensation de faim déclenche un stress dans l'organisme, qui va stocker en prévision du prochain repas. Sans compter que vous risquez de vous ruer un peu plus sur la nourriture au prochain repas. Plutôt que de sauter un repas si vous n'avez pas très faim, fractionnez vos prises alimentaires en petites portions tout au long de la journée.

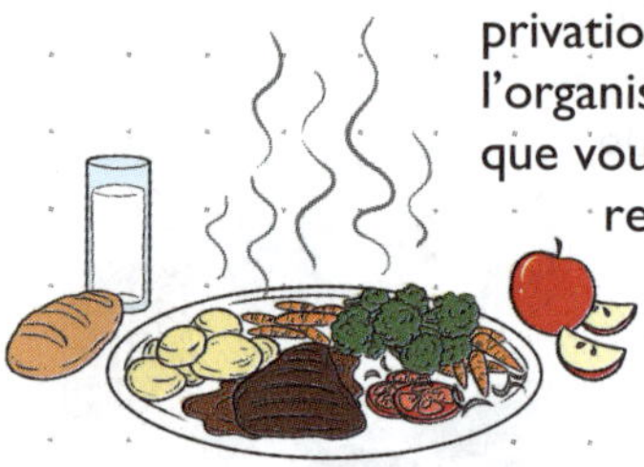

Je chauffe mes abdos !

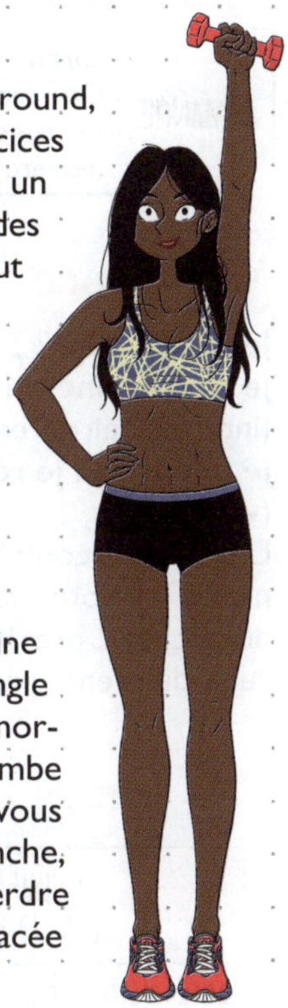

C'est parti pour 6 semaines de training avec le smile ! Lors de ce premier round, on pose les bases du programme pour se familiariser avec le top des exercices d'abdos, de gainage et de core training à travers 3 circuits training et un 4e en option, à répéter chaque semaine. Objectif : vous construire de solides muscles abdominaux, checker vos réflexes posture et votre stabilité. Tout ce qu'il faut pour vous rendre plus forte et carburer de plus en plus ! Nul besoin de matériel, ces séances au poids de corps vont faire chauffer votre *core* et vous préparer à repousser vos limites au fil des semaines.

Mon planning abdos sculpt

Au programme : 3 séances d'abdominaux variées. Vous enclenchez la machine et stimulez votre motivation en combinant du renforcement ciblé sur la sangle abdominale et du cardio. L'enchaînement des exercices abdos sculpt va amorcer la phase brûle-graisse et vous donner un goût de reviens-y. Ça tombe bien, pour aller plus loin dans le cardio et satisfaire vos envies de fit-girl, vous pouvez vous faire plaisir avec une 4e séance bonus cardio sculpt le dimanche, pour brûler un peu plus de calories et vous tonifier, que vous vouliez perdre du ventre ou vous challenger. Cette 4e séance optionnelle peut être remplacée par une séance d'endurance de votre choix !

Mon planning des semaines 1 et 2

Ce planning est une simple suggestion d'organisation : vous êtes libre de l'adapter en fonction de votre planning ! Vous pouvez donc caler vos séances à votre gré si vous respectez la récupération (1 jour de récup' active ou passive entre 2 jours de training et un jour totalement off 1 à 2 fois par semaine) et l'étirement (retour au calme après chaque training et une séance complète de stretch à distance des séances) comme expliqué dans le chapitre 2.

Semaines 1 et 2	
Lundi	**Circuit 1 :** cardio abs (voir p. 37)
Mardi	**Récup'** (passive ou active : 30 min marche rapide ou running léger ou vélo ou stretch, p. 45)

MERCREDI	**Circuit 2 :** abdos choc (voir p. 39)
JEUDI	**Récup'** (passive ou active : 30 min marche rapide ou running léger ou vélo ou stretch, p. 45)
VENDREDI	**Circuit 3 :** core abs (voir p. 41)
SAMEDI	**Récup'** (passive ou active : 30 min marche rapide ou running léger ou vélo ou stretch, p. 45)
DIMANCHE	**Circuit 4 :** cardio sculpt en option (voir p. 43) Ou séance cardio de votre choix : running 30 à 45 min en endurance fondamentale (à rythme tranquille, on peut papoter en courant), ou cardio modéré (fitness sans impact, natation, vélo elliptique, etc.)

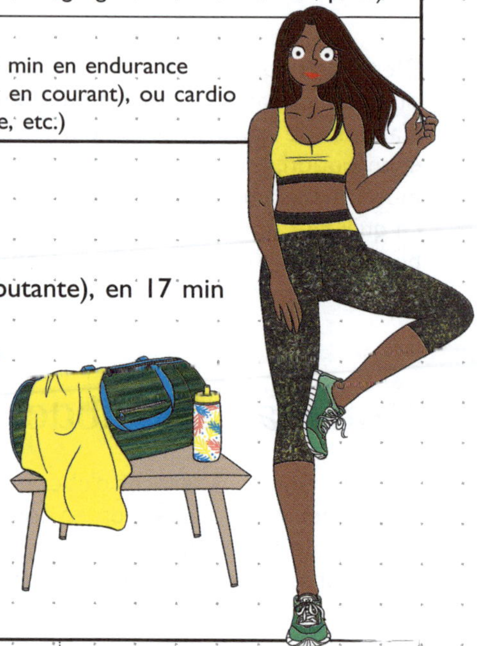

Ma séance en un clin d'œil

Je m'échauffe : 5 min (voir p. 26)
Je m'entraîne : 4 séries de 5 exercices en 15 min (débutante), en 17 min (intermédiaire), en 22 min (confirmée)
Je m'étire et je récupère juste après la séance : 5 min (voir p. 27)
Une séance complète dure de 25 à 32 min selon votre niveau et votre forme, à réaliser 1 fois par semaine durant les 2 prochaines semaines. Prévoyez bien 3 circuits différents par semaine + un 4e en option !

Mes temps d'effort

NIVEAU 1 DÉBUTANTE	NIVEAU 2 INTERMÉDIAIRE	NIVEAU 3 CONFIRMÉE
◦ 20 s d'effort / 20 s de repos ◦ Réalisez 4 tours / 1 min de repos entre les tours	◦ 30 s d'effort / 15 s de repos ◦ Réalisez 4 tours / 1 min de repos entre les tours	◦ 45 s d'effort / 15 s de repos ◦ Réalisez 4 tours / 1 min de repos entre les tours

Comment ça marche ? Concrètement, si vous êtes débutante, vous réalisez le premier exercice (patineur) sur 20 s et récupérez pendant 20 s, puis vous repartez sur le deuxième exercice (climber oblique) pendant 20 s, puis respectez 20 s de repos. Vous continuez ainsi jusqu'au 5e exercice. Vous vous accordez 1 min de repos et vous repartez pour un 2e tour !

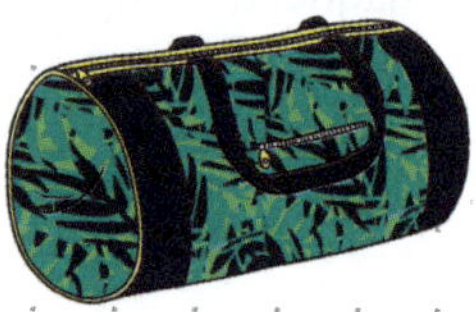

C'est trop facile ? Soit vous jouez sur le chrono et vous privilégiez le niveau supérieur, soit vous jouez sur l'intensité de l'exo (option strong) ou les deux !

SEMAINES 1 ET 2, JE CHAUFFE MES ABDOS !

Circuit 1 : cardio abs

L'objectif de ce 1er circuit?

Vous attaquez la semaine et lancez la machine avec une séance qui combine du cardio et des exercices d'abdominaux. L'intérêt? L'association cardio + renfo va vous faire brûler des calories et booster votre métabolisme de base (la quantité d'énergie que votre organisme consomme au repos). Concrètement, vous entraînez votre rythme cardiaque et augmentez votre dépense énergétique avec des exercices cardio comme le patineur et vous mettez à l'épreuve l'ensemble de votre sangle abdominale avec des exercices de gainage dynamique et parfois cardio (comme le climber oblique et le squat marche et planche). Parfait pour déstocker le gras, amorcer la tonification de votre belly et être au taquet sur les circuits suivants!

Let's go!

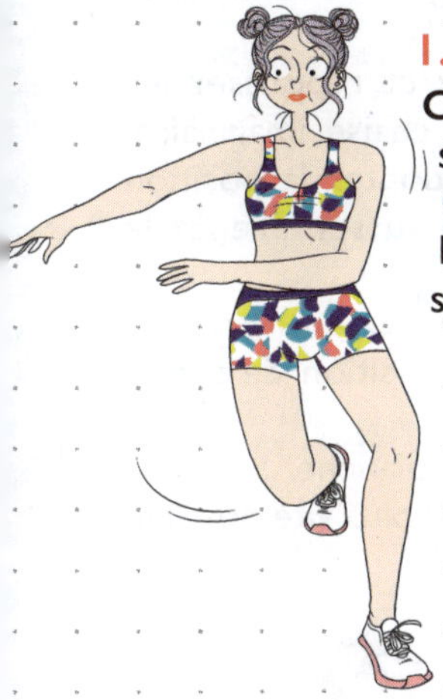

1. Patineur

C'est bon pour : faire monter le rythme cardiaque, brûler des calories et sculpter les cuisses.

Comment faire? Debout, en position strong, dos droit et abdos serrés. Reproduisez les glissades d'un patineur en remplaçant les glissades par des sauts : sautez d'un côté, puis de l'autre en donnant une impulsion sur la pointe de pied. Atterrissez sur une seule jambe, (l'autre est en extension en arrière). Équilibrez le mouvement grâce au travail de balancier au niveau des bras comme un patineur (les bras montent sur le côté droit quand vous sautez à droite, et à gauche quand vous sautez à gauche). Soufflez bien. Gardez la poitrine haute.

Option soft : sautez d'une jambe sur l'autre sans le travail des bras.

Option strong : accélérez le rythme et essayez de vous positionner le plus bas possible, les jambes fléchies, le buste un peu plus incliné.

2. Climber oblique

C'est bon pour : tonifier le transverse et les obliques; travailler le cardio (avec la vitesse).

Comment faire? En position de planche bras tendus. Les mains sont à l'aplomb des épaules. Le bassin et les épaules sont alignés. Le ventre est rentré. Ramenez un genou après l'autre en diagonale : genou droit vers le poignet gauche et genou gauche vers le poignet droit. Les fessiers ne montent pas vers le plafond ni ne s'affaissent vers le sol. Soufflez à chaque montée de genou.

Option soft : ralentissez le rythme.

Option strong : augmentez la cadence pour booster davantage le cardio!

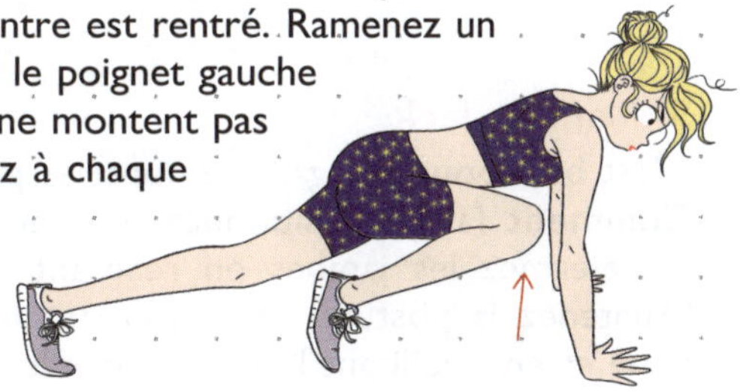

3. Courte échelle

C'est bon pour : faire monter le cardio, travailler les jambes et la coordination.

Comment faire ? Debout, les abdos serrés, fléchissez les jambes et ouvrez un pied sur le côté, puis l'autre et ramenez les pieds en position de départ. Continuez ces ouvertures-fermetures. Le but du jeu : aller le plus vite possible ! Inclinez légèrement le buste en gardant la poitrine redressée pour augmenter la vitesse. Soufflez bien.

Option soft : si la coordination est difficile, remplacez les ouvertures-fermetures par des petits pas rapides sur place.

Option strong : descendez plus bas en gardant le rythme. Gros travail dans les jambes !

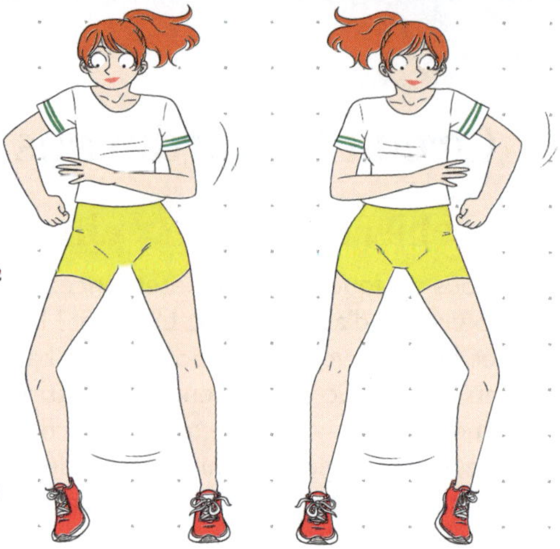

4. Squat marche et planche

C'est bon pour : travailler le gainage, les muscles profonds de la sangle abdominale, le cardio, muscler les cuisses et les fessiers.

Comment faire ? En position strong, les abdos serrés, pliez les genoux et repoussez les hanches vers l'arrière et vers le bas comme pour vous asseoir sur une chaise imaginaire. Placez les mains au sol et marchez avec les mains vers l'avant jusqu'à adopter la position de planche, les mains sous les épaules, bras tendus et le corps parallèle au sol. Prenez le temps d'adopter une bonne posture de planche.

Pour revenir, pliez les genoux, repoussez les fessiers vers l'arrière et reculez en marchant avec les mains vers les pieds, puis remontez en position de squat. Et repartez.

Option soft : déposez les genoux au sol sur la planche.

Option strong : enchaînez les mouvements le plus vite possible en maîtrisant bien les postures.

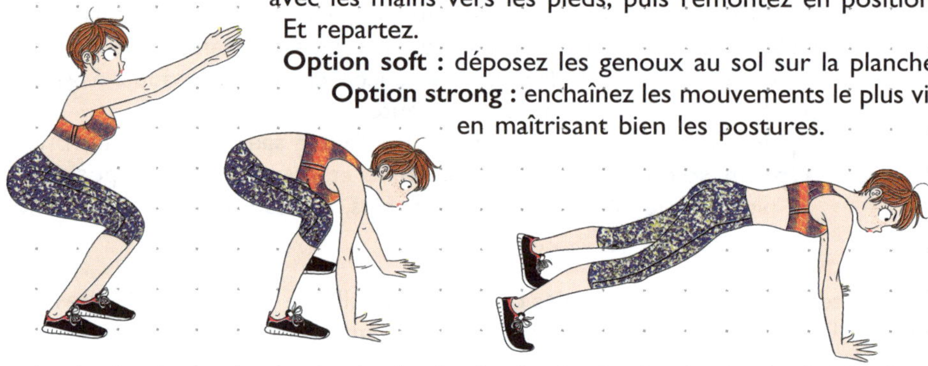

5. Planche jack

C'est bon pour : le gainage (muscles profonds des abdos) et le cardio.

Comment faire ? Positionnez-vous en planche bras tendus. Ouvrez et refermez les jambes en réalisant un petit jump. Maintenez la posture en conservant le corps super gainé et en stabilisant le bassin. Soufflez bien !

Option soft : évitez le saut et déplacez un pied après l'autre sur le côté, à votre rythme.

Option strong : allez le plus vite possible.

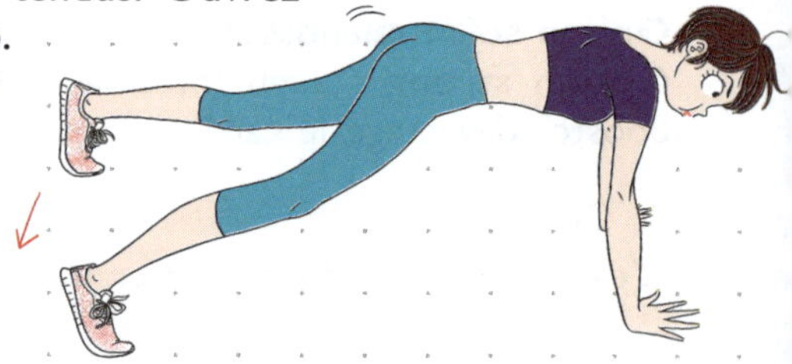

Circuit 2 : abdos choc

On déconnecte !
Mettez votre smartphone sur off pour être complètement focus sur votre séance et en profiter pleinement.

L'objectif de ce 2e circuit ?

Dans cette séance, vous calmez le jeu sur le cardio pour vous concentrer uniquement sur votre sangle abdominale. Ce circuit d'exercices 100 % fitness au poids de corps et dos au sol va enflammer le grand droit et les obliques. Avec des exercices dynamiques comme le kriss kross crunch ou le hollow rock, vous renforcez sérieusement la couche superficielle des abdos et sculptez votre six pack.

Let's go !

1. Kriss kross crunch

C'est bon pour : les obliques et dessiner la taille.

Comment faire ? Allongée dos au sol, les genoux pliés à 90 degrés et placés au-dessus des hanches, les mains au niveau des tempes, coudes en ouverture. Le nombril est aspiré vers la colonne. En soufflant, soulevez le haut des épaules et pivotez vers la gauche : amenez le coude droit vers le genou gauche et le genou gauche vers le coude droit. Puis changez de côté : le coude gauche vers le genou droit et le genou droit vers le coude gauche. Expirez lors de chaque rotation. Le regard est dirigé vers le genou opposé. Gardez la nuque longue avec le menton légèrement rentré (imaginez une pomme coincée sous le menton).

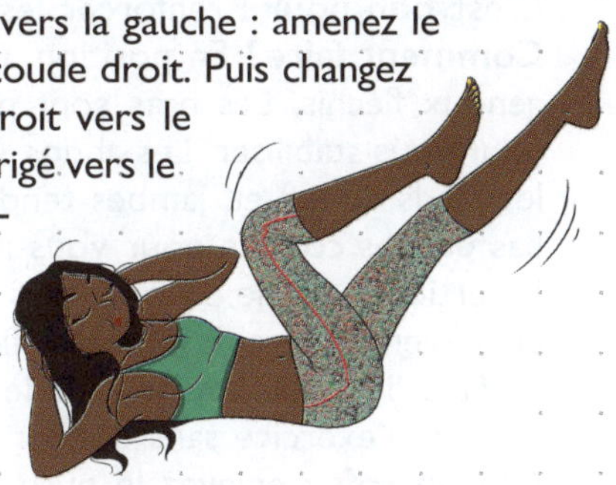

Option soft : gardez les genoux pliés l'un à côté de l'autre et amenez uniquement le coude en direction du genou opposé.

Option strong : accélérez les rotations.

2. Hollow rock

C'est bon pour : le grand droit et les muscles profonds des abdos.

Comment faire ? Allongée dos au sol, les jambes pliées, pieds au sol, les bras tendus à l'arrière de la tête posés au sol, les abdos sont contractés et le bas du dos au sol. Décollez en même temps les bras et les jambes de quelques centimètres et rapprochez les bras de vos pieds de manière à former un V (bras et jambes en ouverture à 45 degrés environ). Les épaules décollent légèrement du sol et le regard est dirigé vers les pieds. Redescendez avec contrôle, sans reposer les bras et les jambes, et repartez. Continuez ces montées-descentes en soufflant sur la montée. Sur tout le mouvement, contractez fortement les abdos et conservez le bas du dos en contact avec le sol.

Option soft : pliez les jambes sur le mouvement et reposez les bras et jambes au sol sur la descente avant de repartir.

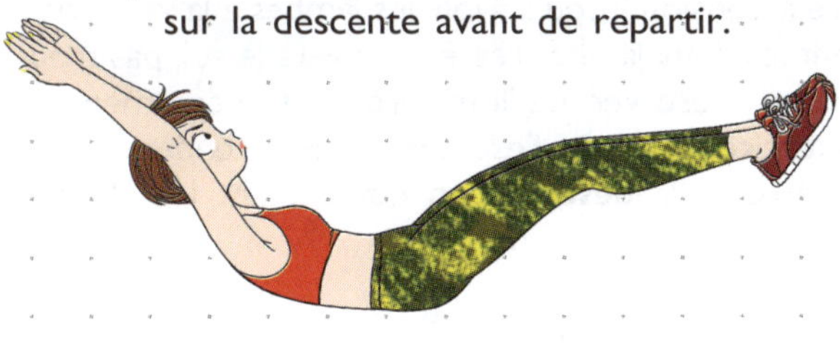

Option strong : démarrez au sol les jambes tendues et augmentez l'amplitude des mouvements sur l'exercice (éloignez et fermez davantage les bras et les jambes).

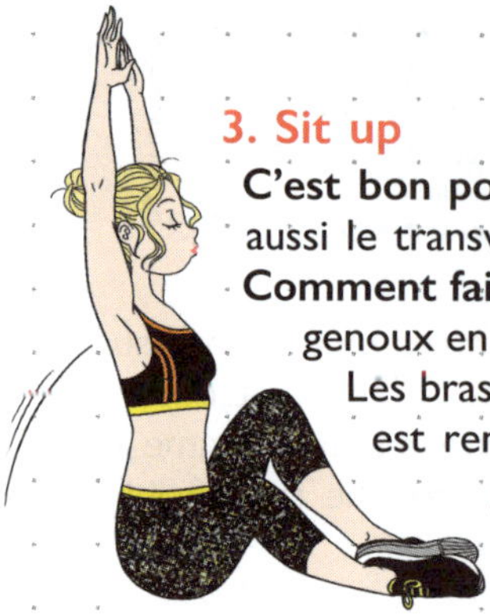

3. Sit up

C'est bon pour : renforcer la couche superficielle des abdos, le grand droit mais aussi le transverse, sollicité pour contrôler la posture et protéger le dos.

Comment faire ? En position assise, le dos bien droit et étiré, la poitrine haute, les genoux en ouverture sur les côtés, les pieds joints au sol, semelle contre semelle. Les bras sont tendus devant vous ou (plus dur) au-dessus de la tête. Le ventre est rentré. Descendez doucement le buste en contrôlant la posture et en gardant le regard loin devant vous et les talons au sol. Contractez bien les abdominaux. Une fois au sol, remontez en soufflant pour revenir en position de départ et repartez. Les orteils peuvent se décoller du sol sur le mouvement.

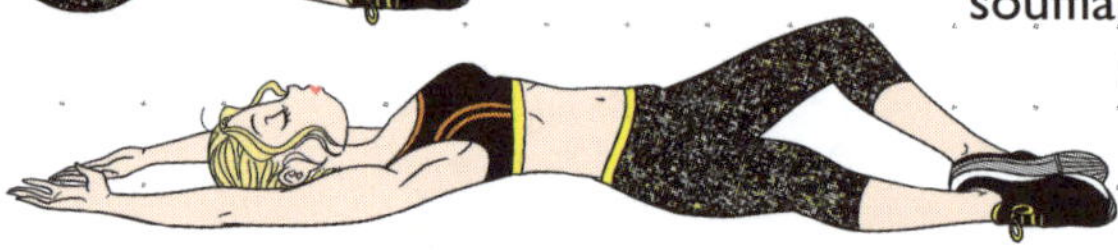

Option soft : sur la descente, arrêtez-vous à mi-chemin avant de remonter.

4. Enroulé de bassin et push

C'est bon pour : renforcer les abdos « du bas » et le transverse.

Comment faire ? En position allongée sur le dos, les pieds au sol et les genoux fléchis. Les bras sont posés au sol, mains proches des fessiers pour vous stabiliser. Les abdos sont contractés (ventre rentré). Décollez les pieds du sol et, jambes tendues ou légèrement fléchies, enroulez le bas du dos comme pour vous mettre en boule et montez les pieds à la verticale vers le plafond. Puis réalisez un push : repoussez les deux pieds vers l'avant, les genoux fléchis comme pour repousser le mur en face de vous. Soufflez sur le mouvement.

Réalisez l'exercice sans donner d'à-coup.

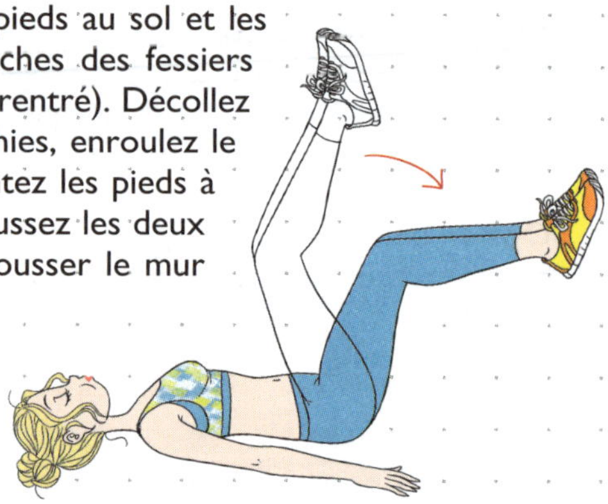

Option soft : enlevez le push et faites uniquement des enroulés de bassin.

Options strong : augmentez le rythme.

5. Stair abs

C'est bon pour : travailler le six pack et les muscles profonds.

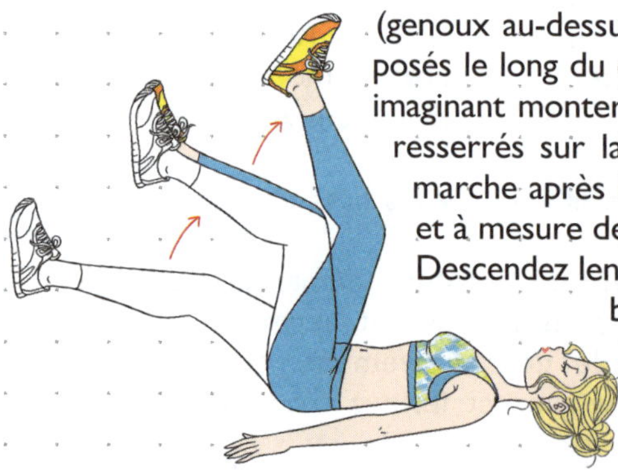

Comment faire ? Allongée dos au sol, les genoux fléchis à 90 degrés (genoux au-dessus des hanches) et les abdos contractés. Les bras disposés le long du corps. Montez un pied, puis l'autre vers le plafond, en imaginant monter la première marche d'un escalier. Une fois les pieds resserrés sur la marche, continuez à gravir cet escalier virtuel une marche après l'autre. Les jambes se déplient progressivement au fur et à mesure de votre ascension jusqu'à avoir les jambes à la verticale. Descendez lentement les deux jambes resserrées vers le sol, pas trop bas (pour préserver les lombaires). Et recommencez l'exercice : montez l'escalier et redescendez.

Contrôlez la descente en contractant les abdos. Le bas du dos reste au sol.

Option soft : allez moins bas sur la descente avec les jambes fléchies.
Option strong : décollez le haut des épaules sur l'exercice pour engager davantage les « abdos du haut ». Gardez la nuque longue (imaginez que vous avez une pomme coincée sous le menton).

Circuit 3 : core abs

L'objectif de ce 3e circuit ?

Ce core training challenge le centre de votre corps, la sangle abdominale évidemment, mais aussi vos fessiers et vos bras. Ce work-out hyper complet fait la part belle au gainage avec des exercices inspirés du Pilates, du cross-training et du yoga. Leur mission : stimuler différents groupes musculaires de concert et renforcer vos muscles posturaux et profonds (du dos et du ventre). Vous gagnez en force, en résistance et en stabilité et êtes préparée à tout donner dans les prochaines séances !

Let's go !

1. Pointeur diagonal

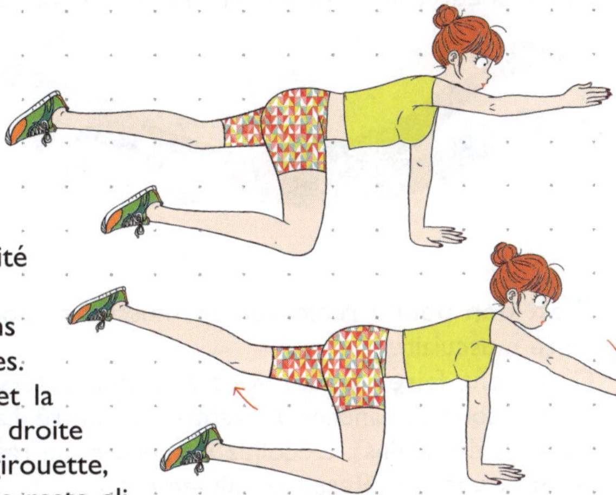

C'est bon pour : tonifier la ceinture abdominale (abdos profonds, obliques), le dos, les bras, les fessiers et l'arrière des jambes. Travailler la coordination et la stabilité du bassin.
Comment faire ? À quatre pattes, les mains sous les épaules, les genoux sous les hanches. Le ventre est rentré. Levez le bras droit et la jambe gauche en expirant. Puis pivotez vers la droite d'un seul bloc, comme si vous étiez une girouette, sans bouger le genou d'appui. Tout le corps reste aligné. Revenez au centre, reposez et changez de côté (bras gauche, jambe droite et twist à gauche). Le bras et la jambe décollés sont bien tendus (imaginez un fil qui vous tire par la main et le pied). Gardez la nuque longue, regard au sol. Prenez le temps de contrôler la posture dans l'instabilité et le mouvement. Gardez le bassin face au sol.
Option soft : décollez le bras et la jambe opposée sans pivoter sur le côté.

2. Hundred

C'est bon pour : la sangle abdominale, grand droit et transverse.
Comment faire ? Dos au sol, les genoux au-dessus des hanches, pliés à 90 degrés, les bras le long du corps. Le ventre est rentré. En expirant, décollez les bras, le haut des épaules et la tête. Inspirez et, sur la prochaine expiration, comptez mentalement jusqu'à 5 en effectuant des battements de bras, paumes de main vers le sol comme pour dribbler avec une petite

balle sous chaque main. Puis inspirez jusqu'à 5 en poursuivant le dribble. Gardez ce rythme respiratoire en conservant la posture (colonne étirée, nuque longue et ventre rentré) le plus longtemps possible. Revenez en position de départ et recommencez l'exercice.
Pendant tout l'exercice, le menton est légèrement rentré pour conserver une nuque longue (pensez à l'astuce de la pomme coincée sous le menton).

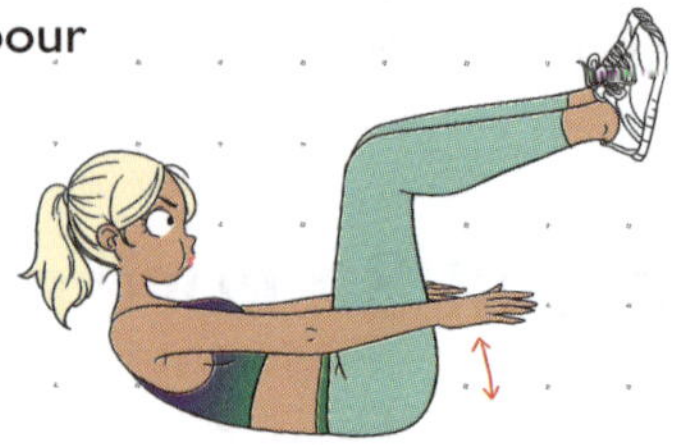

Option soft : allongez-vous au sol après un cycle respiratoire (inspiration sur 5, expiration sur 5) et repartez.
Option strong : même exercice avec les jambes tendues à 45 degrés.

3. Superman

C'est bon pour : la sangle abdominale, le dos, les bras, les fessiers, l'arrière des cuisses.
Comment faire ? Allongée sur le ventre, les jambes tendues, pieds espacés de la largeur du bassin, bras tendus à l'avant et au sol. Le ventre est rentré.
En expirant, décollez les bras, la tête, le haut du buste et les jambes. Inspirez et reposez le corps au sol. Puis repartez.
Pensez à étirer le corps au maximum et à contracter les fessiers. Décollez sans vous appuyer sur le ventre, pour cela aspirez le nombril.

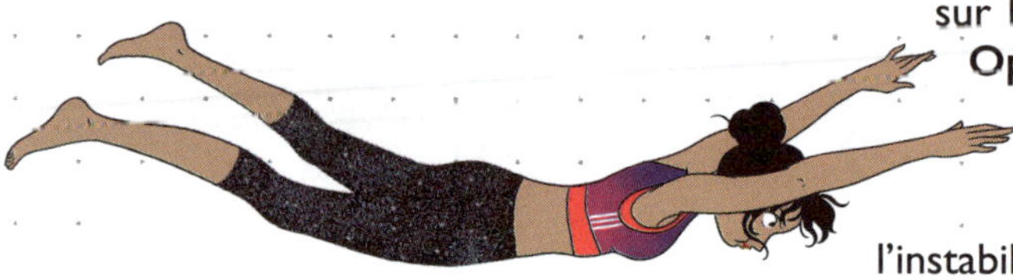

Option soft : décollez uniquement le haut du corps. Les jambes restent au sol.
Option strong : effectuez des battements de jambes pour augmenter l'instabilité et engager davantage vos jambes.

4. Ours

C'est bon pour : renforcer les muscles profonds, les bras, les cuisses. Travailler la résistance musculaire.
Comment faire ? Placez-vous à quatre pattes, les mains sous les épaules, les genoux sous les hanches. Le ventre est rentré. La nuque longue (regard à l'avant des mains). Décollez les genoux au ras du sol et maintenez la position. Respirez calmement.

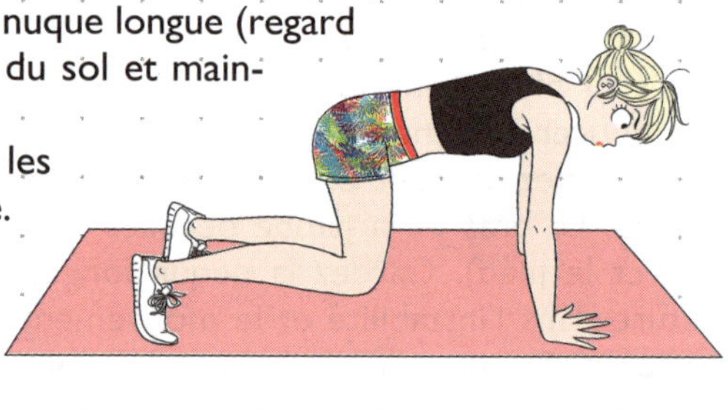

Option soft : marquez une pause en reposant les genoux au sol dès que vous perdez votre posture. Et repartez.
Option strong : décollez une main du sol, puis l'autre en alternance pour plus d'instabilité.

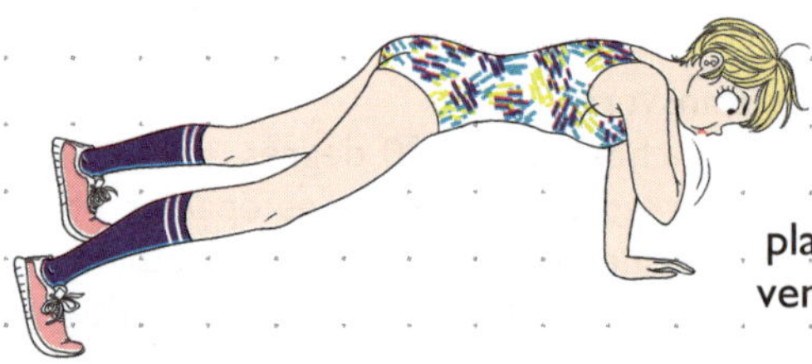

5. Planche tape-épaules

C'est bon pour : les abdos profonds, les bras et l'équilibre.
Comment faire ? Face au sol en position de planche, les bras tendus, mains à l'aplomb des épaules, le ventre rentré, le bassin aligné avec les épaules. Décollez

la main droite et touchez l'épaule gauche. Reposez-la sans bouger le bassin et changez de côté : main gauche-épaule droite. Continuez en alternance en stabilisant la posture. Respirez calmement.
Option soft : posez les genoux au sol.
Option strong : accélérez le rythme sans perdre la posture.

Circuit 4 bonus : cardio sculpt

L'objectif de ce 4e circuit

On ne lâche rien ! C'est votre power mantra et vous avez envie d'aller plus loin dans l'entraînement en ajoutant une séance complète composée d'exercices cardio… Pourquoi ce défi cardio sculpt ? En jouant avec votre rythme cardiaque, vous améliorez non seulement votre souffle et développez votre endurance à l'effort mais vous accélérez aussi le déstockage de graisses totales, dont celles localisées au niveau du ventre, grâce à des exercices comme les ciseaux + punch. Indispensable si vous voulez vous affiner (en parallèle d'une alimentation équilibrée).
Amatrice de challenge, vous étancherez aussi votre soif de défis sportifs avec des exercices intensifs ! De quoi vous rendre plus forte, motivée et performante au fil des semaines !

Let's go !

1. Jumping jack

C'est bon pour : le cardio, sculpter les jambes et les fessiers.
Comment faire ? Debout, en position strong, les abdominaux serrés. Ouvrez les jambes sur un saut tout en amenant les bras au-dessus de la tête. Et refermez les jambes tout en ramenant les bras le long du corps, en position initiale, les pieds largeur de bassin. Allez le plus vite possible en conservant votre posture. Expirez sur l'ouverture et conservez les genoux légèrement fléchis et ouverts sur l'extérieur. Les pieds sont bien posés au sol.
Option soft : ralentissez et ouvrez les bras à l'horizontale plutôt qu'à la verticale.
Option strong : fléchissez davantage les jambes et restez bas sur l'exercice.

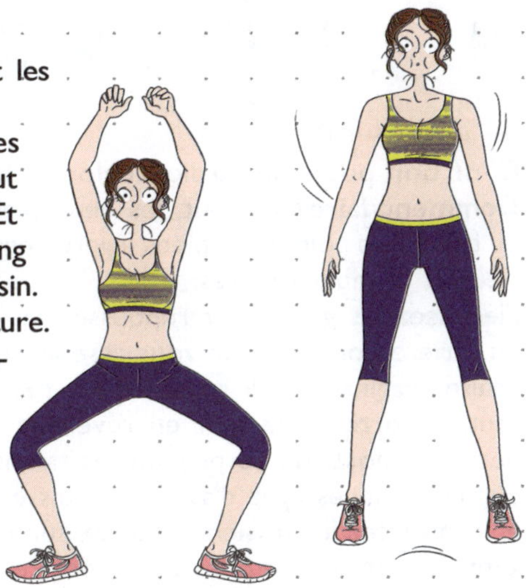

2. Ciseaux + punch

C'est bon pour : le cardio, tonifier les épaules, travailler la coordination.
Comment faire ? Debout en position strong, les abdos serrés. Amenez un pied devant l'autre en réalisant un petit saut et donnez en même temps un coup de poing devant vous

(à hauteur de poitrine) le poing serré, l'autre est resserré à la taille, coude plié (poing fermé).
Allez le plus vite possible sur les ciseaux en synchronisant le mouvement des bras (par exemple, jambe droite en avant + bras droit, puis jambe gauche en avant + bras gauche). Pour les punchs, les bras restent toniques, le buste fier (poitrine redressée).
Option soft : enlevez le mouvement des bras et effectuez uniquement des ciseaux de jambes.
Option strong : montez les bras plus haut que les épaules afin d'augmenter le cardio.

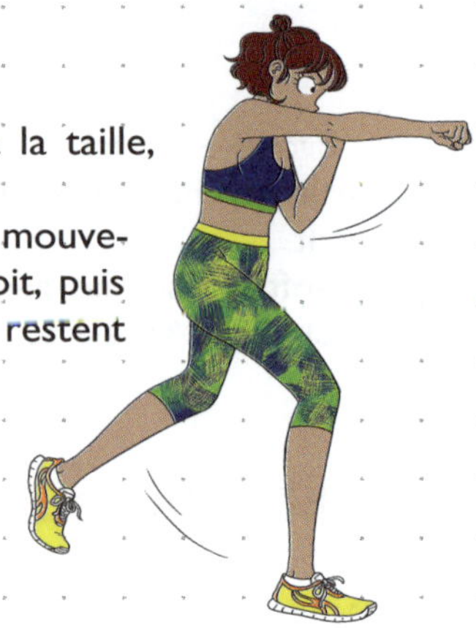

3. Pas chassés avec toucher au sol

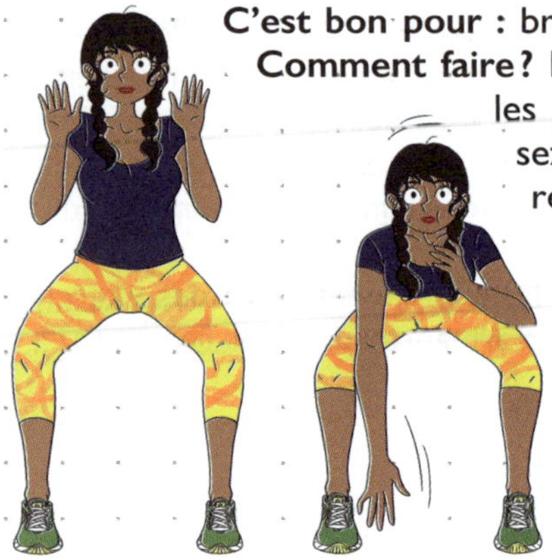

C'est bon pour : brûler des calories et tonifier le bas du corps.
Comment faire ? Debout, le dos bien droit, les abdos engagés. Fléchissez les jambes en repoussant les fessiers vers l'arrière, réalisez trois pas rapides vers la droite, puis touchez le sol et repartez vers la gauche : refaites trois pas rapides, puis touchez le sol.
Accélérez pour réaliser le plus d'allers-retours possible. Fléchissez davantage les genoux et ressentez la chaleur monter dans vos jambes. Ça pique ! Gardez le buste droit et la poitrine redressée lors de l'exercice et soufflez bien !
Option soft : fléchissez moins les genoux lors des pas chassés.

4. Squat jump

C'est bon pour : le cardio, renforcer les jambes et les fessiers.
Comment faire ? Debout, les deux pieds espacés de la largeur du bassin, les pointes de pieds légèrement tournées vers l'extérieur et les abdos serrés.
Fléchissez les genoux et repoussez les fesses en arrière comme pour vous asseoir sur une chaise imaginaire. Puis remontez en réalisant un saut. Amortissez le saut en revenant les genoux fléchis, le poids du corps dans les talons.
Sur le squat, essayez d'avoir les cuisses parallèles au sol et contractez les fessiers. Soufflez sur le jump.
Option soft : réalisez des squats pointes de pieds : après le squat, décollez uniquement les talons.
Option strong : réalisez un jump tuck : sur le saut, amenez les deux genoux en direction de la poitrine.

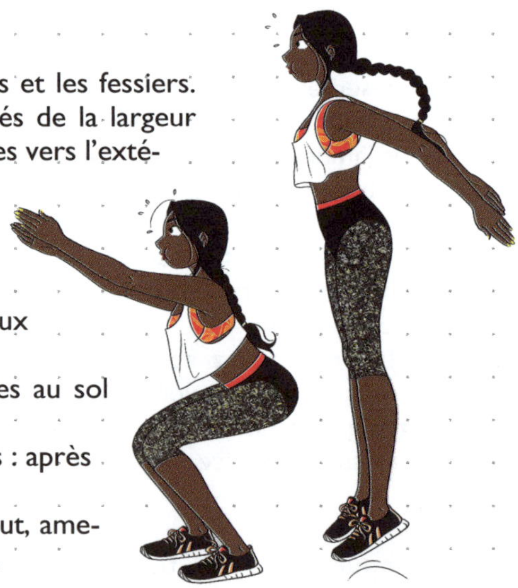

5. Burpee

C'est bon pour : exploser le cardio, se challenger, travailler tout le corps.

Comment faire? Debout, en position strong, abdos serrés. Descendez en position de squat et placez les mains au sol devant vous. Lancez vos jambes en arrière pour atterrir en position de planche, les mains sous les épaules, le corps bien gainé. Le corps est droit, les épaules alignées avec le bassin et les talons. Sautez en ramenant les pieds vers les mains et revenez en position de squat. Sautez en l'air en décollant les pieds du sol, amenez les bras au-dessus de la tête et tapez dans vos mains.

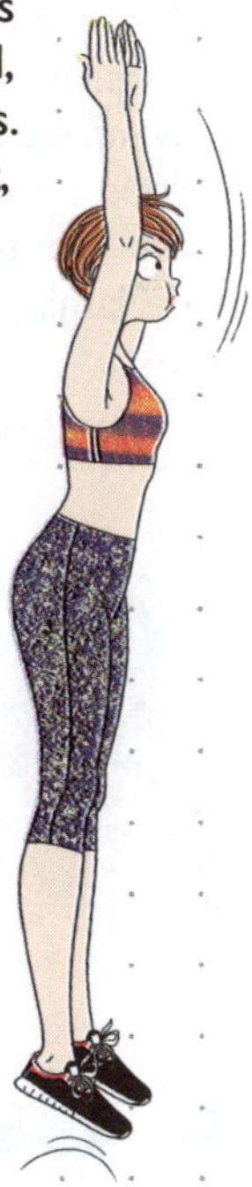

Option soft : même exercice en enlevant les sauts : squat, mains au sol, déposez un pied après l'autre pour venir en planche et ramenez un pied à l'extérieur d'une main, puis l'autre pied pour remonter en squat. Puis repartez.

Option strong : ajoutez une pompe après la planche : pliez les coudes vers l'extérieur et descendez la poitrine jusqu'à hauteur des coudes. Gardez la poitrine sur la ligne des mains. Et remontez en planche, revenez en squat et décollez du sol.

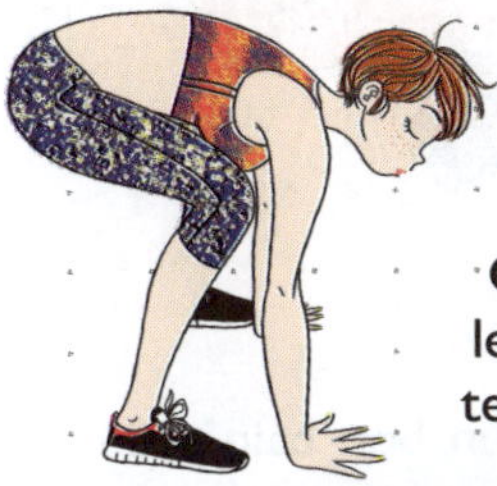

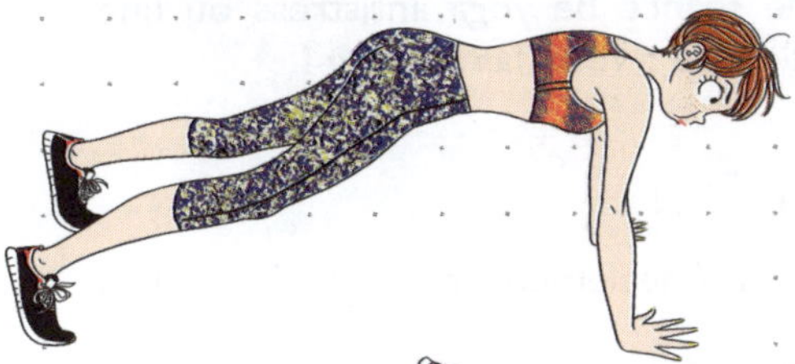

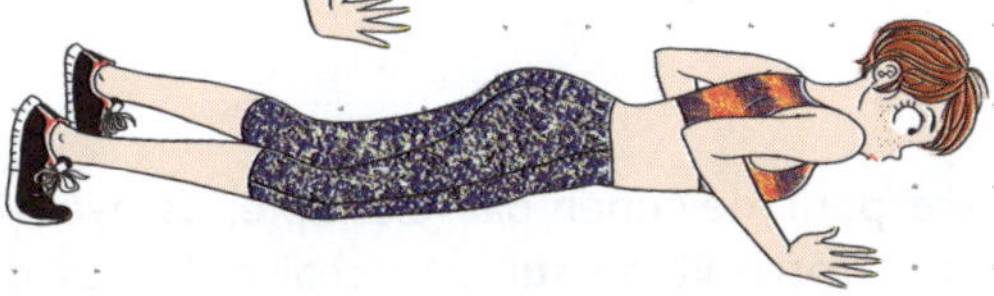

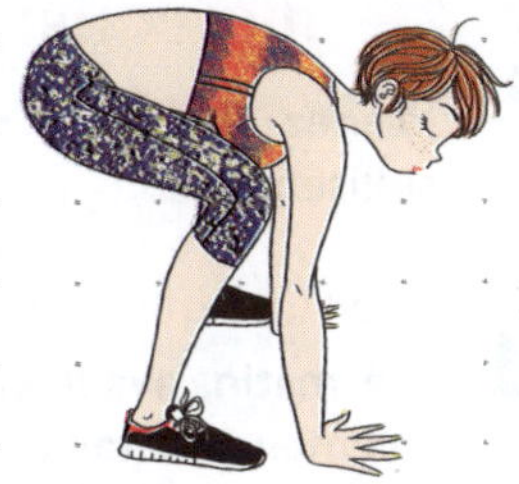

Mes rituels body and mind pour bien récupérer

Je me masse

Votre meilleur réflexe post-effort? Vous masser avec une balle de tennis ou un foam roller, un rouleau de massage! Ce dernier soulage les tensions, détend les tissus musculaires et conjonctifs (les fascias, les enveloppes des muscles, des ligaments et des organes) qui sont fatigués et stressés après l'entraînement.

À pratiquer quelques minutes sur les zones sensibles après la séance (plante des pieds, mollets, cuisses, épaules, fessiers, cervicales, etc.) et/ou lors de votre jour off.

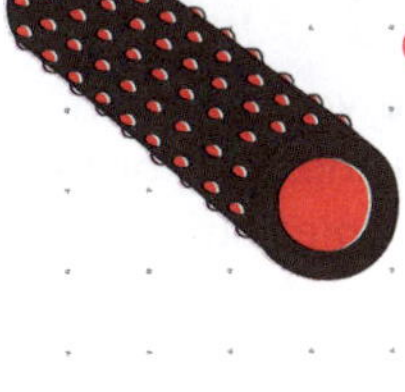

Comment on fait?

Massez toujours du bas vers le haut dans le sens de la circulation sanguine, sans insister sur l'articulation.

Automassage des pieds avec un foam roller ou une balle de tennis

Debout en équilibre sur un pied, placez la balle ou le foam roller (placé en longueur) sous le pied. Faites rouler doucement l'accessoire avec le pied pour masser la voûte plantaire. N'hésitez pas à vous attarder sur les zones sensibles. Puis changez de pied.

Automassage de l'arrière des cuisses (ischio jambiers) avec un foam roller

Assise au sol, placez le foam roller sous le genou et remontez lentement jusqu'au point le plus haut de l'ischio jambier, au début de la fesse, avant de redescendre doucement. N'hésitez pas à vous attarder sur les zones sensibles. Continuez ces montées-descentes en douceur. Puis changez de jambe.

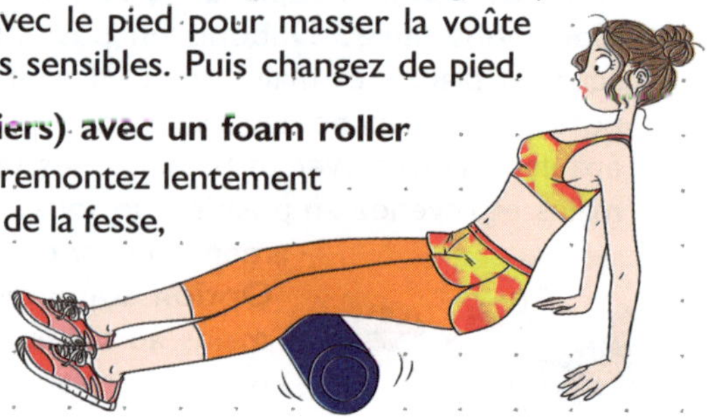

Je me relaxe

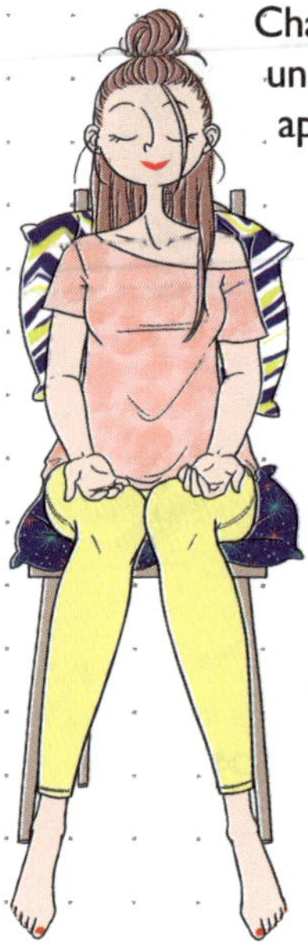

Chacune aura sa recette pour apprécier un moment slow : un bon bain chaud, un soin cocooning, une sieste au soleil, une séance de yoga antistress ou une après-midi entre copines… Un seul mot d'ordre : vous faire plaisir !

Je me construis un mental fort

Prenez l'habitude de méditer chaque jour (idéalement le matin, 5 minutes suffisent !).

Comment on fait ?

Le matin, avant votre petit déjeuner par exemple, asseyez-vous confortablement en tailleur sur votre lit ou sur une chaise, le dos droit, les mains reposant sur les cuisses. Durant 5 minutes, observez vos sensations corporelles, le rythme de votre respiration, et laissez vos pensées défiler sans vous y accrocher… Le flux mental s'apaise progressivement… Posez enfin une intention positive pour la journée qui s'annonce (par exemple : « Je profite de chaque moment », « Je me fais confiance » ou : « Je souris à la vie »). Répétez votre mantra du jour durant une minute, en respirant calmement. Parfait pour adopter la feel good attitude et intégrer de nouvelles habitudes !

Côté food : cap sur la minceur et la vitalité !

Je fais la chasse au sucre industriel pour un ventre plat !

Pour faire fondre la graisse du ventre, il est nécessaire de réduire le sucre de votre alimentation. On le sait, l'excès de sucre fait davantage grossir que le gras. Les glucides ont beau être une source d'énergie capitale utilisée par le cerveau, les muscles et le foie, quand ils sont surconsommés, ils ne sont plus entièrement assimilés par l'organisme, qui préférera les stocker dans le tissu adipeux (réserves graisseuses). Du gras qui viendra notamment se loger au niveau abdominal. Les classiques bourrelets disgracieux !

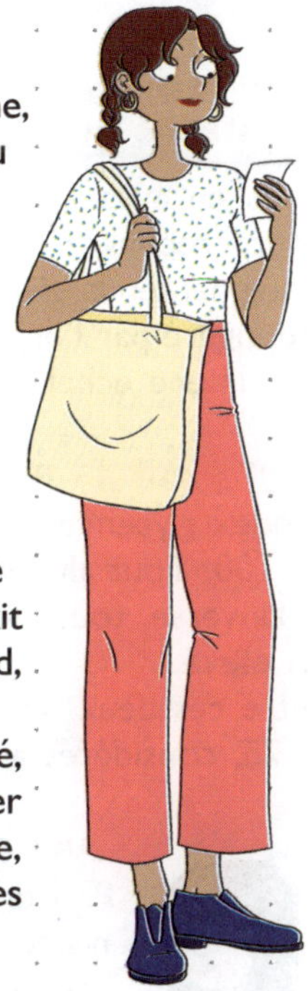

Attention aux fringales et pics de glycémie !

Autre raison de bouder le sucre, et en particulier le sucre blanc (raffiné) et industriel : il entraîne des pics de glycémie et favorise les fringales. Les aliments qui en abondent sont autant de gouffres à calories vides : hyper énergétiques mais pauvres en nutriments utiles pour l'organisme (fibres, protéines, vitamines, minéraux...). En clair, pour perdre les bourrelets du ventre, déclarez la guerre aux sucres industriels ! Exit barres chocolatées, biscuits, sodas, céréales du petit déjeuner, fast-food, jus de fruits, sauces du commerce et autres produits transformés...
Problème : traquer le sucre ajouté aux aliments n'est pas toujours aisé, car il est difficilement identifiable sur les étiquettes. Comment repérer ces sucres cachés ? Dénichez-les sous les appellations en -ose (glucose, fructose, saccharose, lactose, dextrose, maltose) et leurs diverses formes (sirop d'érable, cassonade, mélasse, miel, sirop de maïs...).

Par quoi je remplace le mauvais sucre ?

Ciblez les bons sucres (naturels) présents dans les fruits frais entiers et de saison, les fruits secs, les compotes sans sucre ajouté. Ajoutez de la cannelle pour aromatiser vos yaourts, ou, si vous êtes accoutumée au goût sucré, autorisez-vous une petite cuillerée de sirop d'agave ou de stévia (ou herbe à sucre), des sucres naturels pauvres en calories.

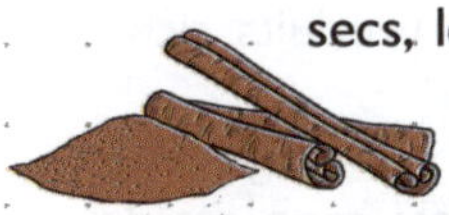

Côté boissons, vive les jus faits maison !

Troquez les jus de fruits (trop sucrés car dépourvus des fibres des fruits entiers), les boissons « light » (bourrées d'aspartame, pas vraiment healthy) et les smoothies industriels contre des boissons zéro calories : smoothies home made, thé ou infusions, water detox (par exemple, concombre-menthe), et buvez beaucoup d'eau !

Smoothie énergie pomme-banane-kiwi

Idéal pour faire le plein d'énergie au petit déjeuner !

Ingrédients (pour 2 personnes)

- 1 banane
- 2 kiwis
- 1 pomme verte
- 10 cl de lait (ou le jus d'1 citron)

Préparation

Pelez la banane, coupez-la en rondelles ; épluchez les kiwis et la pomme et coupez-les en morceaux. Placez le tout au blender et ajoutez le lait ou le jus de citron. Mixez. Versez dans des verres et savourez immédiatement.

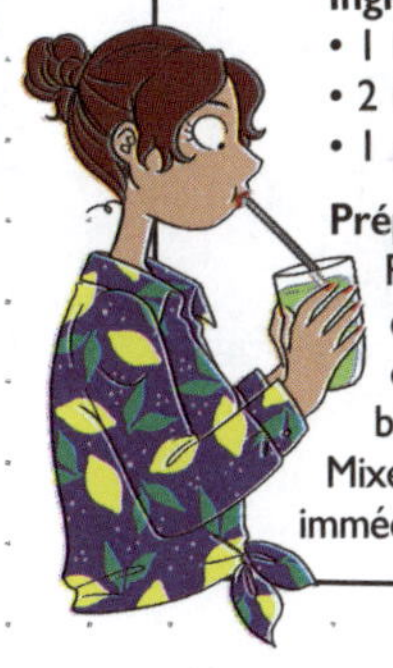

Water detox concombre-menthe-citron

Une eau aromatisée ultra hydratante et vitaminée !

Ingrédients (pour 2 carafes)

- 2 litres d'eau
- 1 poignée de feuilles de menthe bio
- 1 concombre bio
- 1 citron bio

Préparation

Lavez et hachez les feuilles de menthe. Lavez et coupez le citron et le concombre en fines rondelles sans en retirer la peau. Disposez le tout dans deux carafes remplies d'eau. Placez-les au réfrigérateur une nuit et consommez dès le lendemain. Plus l'eau est fraîche et infusée, meilleur c'est ! Se conserve 3 à 4 jours au réfrigérateur.

Je mise sur les aliments à IG bas

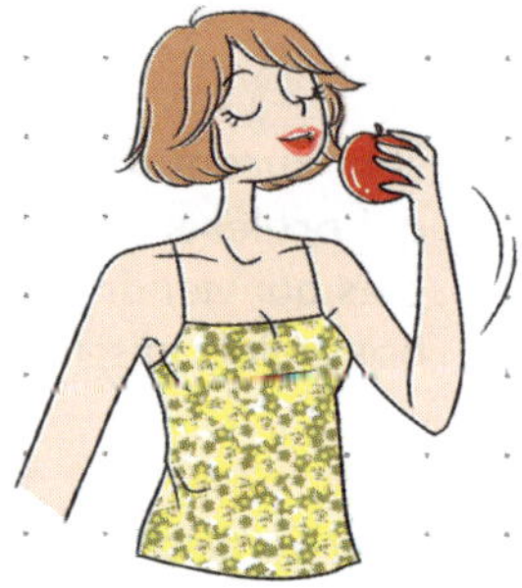

Vous en avez sûrement entendu parler sans bien savoir ce que cette notion recouvre. L'index glycémique (ou IG) mesure l'impact d'un aliment à augmenter la glycémie (le taux de glucose dans le sang) après avoir été ingéré par l'organisme. Il permet de classer les aliments selon leur IG sur une échelle de 0 à 100.

Comment ça marche?

L'index glycémique se calcule en fonction d'un aliment de référence, le sucre, dont l'IG est de 100. Tout aliment glucidique dont l'IG est inférieur à 50 est considéré à **IG bas**.
À l'inverse, tout aliment contenant du sucre dont l'IG est supérieur à 75 est considéré à **IG élevé**.
Entre ces deux opposés, on trouve les aliments glucidiques dont l'IG est compris entre 50 et 75, considérés à **IG modéré**.

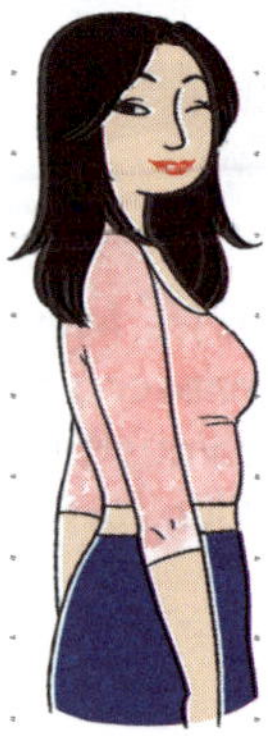

Quel intérêt de connaître l'index glycémique d'un aliment?

Plus un aliment a un IG bas, plus son énergie se diffuse lentement dans l'organisme. Dans le détail, l'IG bas déclenche une plus faible élévation de la glycémie, ce qui stimule moins la production d'insuline. Cette hormone fabriquée par le pancréas est chargée de réguler le taux de glucose dans le sang en favorisant son utilisation par l'organisme. Mais elle favorise aussi le stockage des aliments sous forme de graisse lors d'une consommation excessive de produits riches en sucre.
En privilégiant les aliments à faible IG, vous évitez également une hypoglycémie réactionnelle, liée à des aliments à IG élevé, dont l'énergie est trop rapidement assimilée par l'organisme, avec les coups de barre et fringales sucrées qui s'ensuivent.

En résumé

Consommer des aliments à IG bas est une vraie astuce minceur qui vous aide à contrôler votre poids, et même à en perdre et à vous affiner globalement!

Comment distinguer les aliments selon leur IG?

Petit récapitulatif (non exhaustif) pour bien les choisir!

À noter : ce tableau reste indicatif, l'IG d'un aliment peut en effet changer selon différents paramètres, par exemple :
- une cuisson longue a tendance à faire grimper l'IG
- un fruit mûr a un IG plus haut
- la richesse en fibres d'un aliment diminue son IG

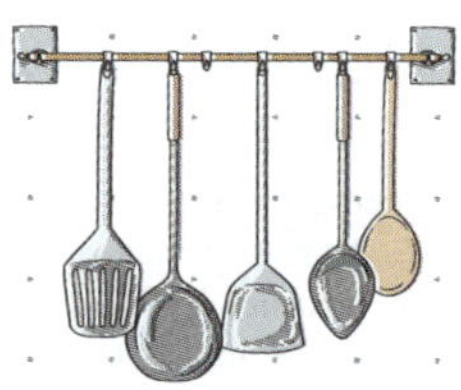

ALIMENTS À IG BAS (< 50)	ALIMENTS À IG MODÉRÉ (ENTRE 50 ET 75)	ALIMENTS À IG ÉLEVÉ (> 75)
Citron (20)	Sucre blanc, roux, complet (environ 70)	**Glucose IG 100 (valeur de référence)**
Chocolat noir 85 % (20)	Barre chocolatée sucrée (70)	Biscotte (80)
Amande (15)	Bière (70)	Galettes de riz, pain de mie (85)
Son d'avoine (15)	Céréales raffinées et sucrées (industrielles) (70)	Baguette blanche (95)
Pomme (fruit) (35)	Chocolat au lait (64)	Riz cuisson rapide (85)
Abricot frais ou sec (35)	Miel (65)	Riz au lait sucré (85)
Avocat (10)	Confiture (66)	Sirop de maïs (115)
Lait d'amande ou soja (30)	Sirop d'agave (65)	Farine de riz (95)
Quinoa (*al dente*) (35)	Sirop d'érable (54)	Corn-flakes (85)
Carotte crue (20)	Melon (fruit) (65)	Pommes de terre en frites ou purée en flocons (90)
Haricot vert (30)	Moutarde (55)	Pommes de terre au four (85)
Tofu (15)	Ananas (fruit ou jus sans sucre) (50)	Navet cuit (85)
Graines de lin, sésame (35)	Riz basmati (50)	Farine blanche de blé (85)
Cacahuète (15)	Semoule complète de blé (50)	Pain blanc sans gluten (90)
Asperge (15)	Sushi (50)	Gaufres au sucre (76)
Riz sauvage (35)	Boulgour (50)	Dattes (95)
Betterave crue (30)	Kiwi (fruit frais (50)	
Pain de seigle (45)	Mangue (fruit, jus sans sucre) (50)	
Spaghettis complets en salade (35)	Patate douce (50)	
Farine de blé intégrale (45)	Muesli sans sucre ajouté (50)	
Figue sèche (45)	Pain complet (70)	
Orange pressée sans sucre (45)	Carotte cuite (70)	
Pâtes intégrales *al dente* (40)	Betterave cuite (65)	
Raisin (fruit, jus sans sucre) (45)	Banane mûre (65)	
Sarrasin (40)	Raisins secs (65)	
Sorbet sans sucre (40)	Brioche (70)	
Cidre brut (40)	Pâtes bien cuites (55)	
Pomme (jus sans sucre) (40)	Raviolis (70)	
Pain à l'épeautre intégral (45)	Riz blanc (70)	
	Gnocchi (70)	
	Pastèque (75)	
	Nouilles chinoises (55)	
	Coca-cola (63)	

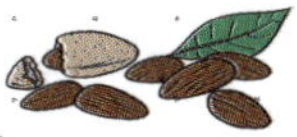
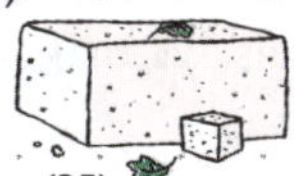
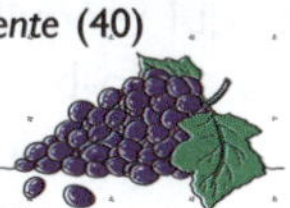
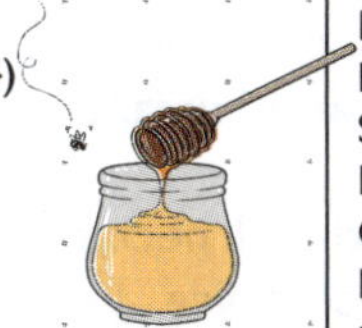
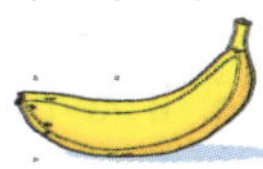
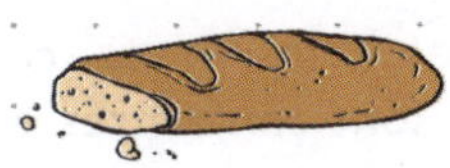

Source : Classement de l'index glycémique des aliments, Le quotidien du patient. https://le-quotidien-du-patient.fr/article/a-table/bien-manger/aliments/2017/12/12/100-aliments-et-leur-index-glycemique-ig

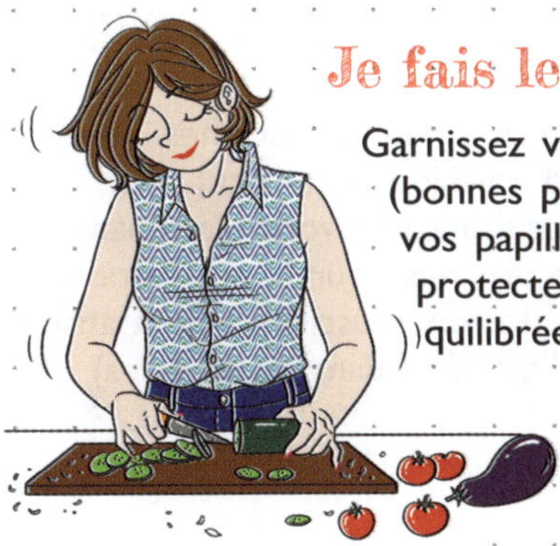

Je fais le plein d'antioxydants

Garnissez votre assiette de fruits et légumes colorés riches en fibres (bonnes pour la satiété et le transit). En plus d'exciter visuellement vos papilles, vous faites le plein d'antioxydants naturels, des agents protecteurs qui luttent contre les radicaux libres (alimentation déséquilibrée, stress, pollution, UV, tabac, alcool, sport intense, etc.), qui, en excès, sont responsables du vieillissement cellulaire prématuré. Varier les couleurs dans l'assiette multiplie les antioxydants, véritables molécules « antiâge » qui boostent aussi la vitalité !

Les aliments rouges, comme les tomates, sont riches en lycopène. Cet antioxydant protège les cellules du stress oxydatif (agression des cellules par les radicaux libres), mais il permettrait aussi de réduire les effets nocifs d'une alimentation trop riche en graisses, notamment sur le foie pour le décharger.
La bonne quantité dans l'assiette : 12 cerises, 1 petite pomme, ½ tasse de poivrons rouges cuits, 1 tasse de radis ou de framboises, ½ pamplemousse…

Les végétaux jaunes et orangés, comme les abricots et les carottes, apportent du bêta-carotène, autre puissant antioxydant qui protège contre les radicaux libres et les dommages cellulaires.
La bonne quantité dans l'assiette : 1 nectarine, 1 orange, 1 pêche, ½ tasse de poivrons jaunes ou de carottes cuites, 1 grande poire, ¾ de tasse d'ananas frais, ½ mangue, 2 mandarines, 4 abricots.

Les fruits rouges (foncés), comme les myrtilles et les cassis, fournissent des phycocyanines et des anthocyanes protectrices des vaisseaux sanguins.
La bonne quantité dans l'assiette : ¾ de tasse de mûres ou de myrtilles ou de framboises noires, 2 figues ou prunes, ½ tasse de chou rouge ou d'aubergine cuits (ou 1 tasse crus).

Les légumes verts, comme les épinards, la salade, le brocoli, les haricots verts, la courgette, sont concentrés en lutéine, une substance neuroprotectrice qui aiderait à ralentir le vieillissement cognitif et à prévenir la dégénérescence de la rétine. Ils sont aussi pleins de chlorophylle, un pigment riche en magnésium et en fer qui rééquilibre la flore intestinale, améliore la digestion, contribue au bon équilibre acido-basique et donc à la bonne santé du foie. Il favoriserait aussi une meilleure défense immunitaire.

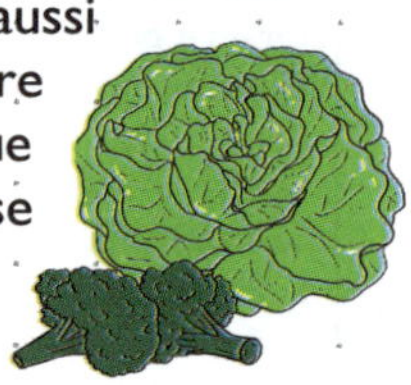

La bonne quantité dans l'assiette : ½ tasse de n'importe quel légume vert cuit ou 1 tasse de légumes crus.

Cap sur les vitamines!

Misez sur les vitamines, autres alliées forme pour carburer pendant vos trainings!

La vitamine B

La B1 métabolise les sucres en énergie lors de l'effort physique, et se révèle donc indispensable pour performer.
On la trouve où? Dans les céréales complètes, les fruits secs à coque (pistaches, noix du Brésil, de pécan…), la levure de bière, le porc, les abats de volaille ou de bœuf.
La B12 contribue à la synthèse des protéines, le ciment musculaire, et favorise la réparation des tissus musculaires fragilisés pendant l'entraînement. Elle agit aussi sur la production de globules rouges et le transport d'oxygène (notamment jusqu'à vos muscles), aide à absorber le fer (qui permet aux globules rouges de transporter l'oxygène dans les muscles) et à réduire la fatigue.
On la trouve où? Dans la viande, les poissons, les abats, les œufs, les fruits de mer, les fromages.

La vitamine C

Bouclier naturel antioxydant, elle intervient dans l'utilisation des lipides pour l'effort et aide le corps à réagir au stress métabolique (consécutif à des exercices physiques trop intenses, à un déséquilibre alimentaire…).

On la trouve où ? Dans les fruits et légumes frais et crus.

Avant une échéance sportive demandant une grosse charge d'entraînement ou un effort prolongé par exemple, une supplémentation en vitamine C (en plus d'une alimentation riche en vitamine C) peut aider à renforcer ses défenses naturelles et à amortir le « choc ». Faites une petite cure d'acérola (petite cerise gorgée de vitamine C) durant 1 mois : à raison de 200 mg par jour.

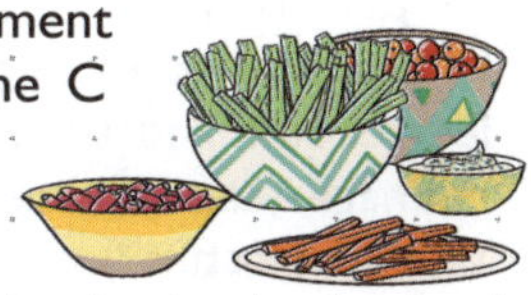

La vitamine D

Elle favorise l'absorption du calcium et protège les os. Elle entretient la solidité osseuse, diminuant le risque de fractures de fatigue notamment.

On la trouve où ? Dans les poissons gras, le jaune d'œuf, le beurre et la matière grasse du lait, l'huile de foie de morue. On fait le plein aussi en profitant de bains de soleil !

La vitamine E

Cet antioxydant a une action anti-inflammatoire et protège les membranes musculaires du stress oxydatif, la surproduction de radicaux libres induits par l'effort musculaire intense.

On la trouve où ? Dans les huiles végétales (germe de blé, noisette, noix, pépins de raisin, arachide, olive, colza), les noisettes et amandes, le germe de blé et les poissons gras.

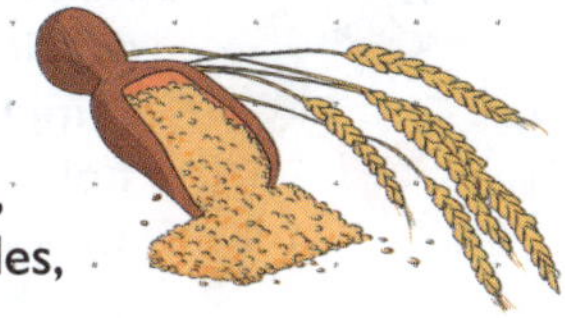

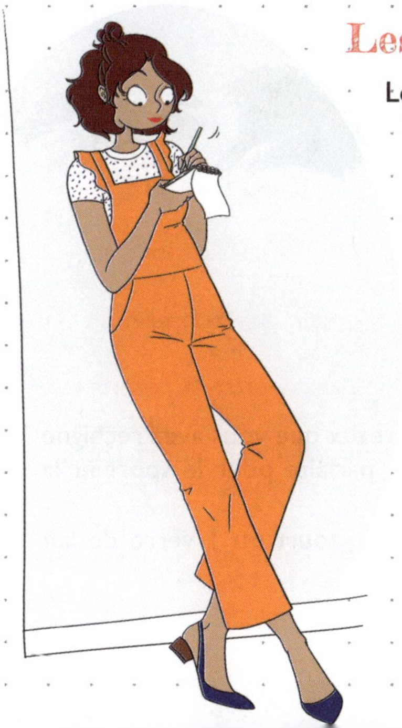

Les bons minéraux de la fit-girl

Le travail musculaire et la transpiration durant l'effort entraînent une perte importante en minéraux. Avoir de bons apports en minéraux est aussi important pour performer, garder un max de vitalité et rester motivée sur la durée afin de tenir ses objectifs abdos sculpt.

Le fer

Il intervient dans le transport de l'oxygène aux muscles, qui leur permet de travailler efficacement (le fer favorise la combustion des réserves énergétiques et la bonne contraction musculaire) et, particulièrement, de soutenir un effort d'endurance.

Principales sources : viandes (viande rouge une fois par semaine, porc, volaille) et abats (foie de veau, de volaille, de bœuf), poissons (thon, sardine, hareng), légumes secs (lentilles, haricots blancs et rouges, flageolets, pois cassés, pois chiches), fruits de mer (palourdes, moules, huîtres), oléagineux (amandes, noisettes, noix de cajou…).

Le sodium

Il aide à déclencher la contraction musculaire et évite la déshydratation, qui impacte les performances et augmente la fatigue et le risque de blessures.

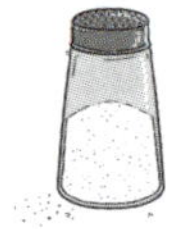

Principales sources : sel de table (attention : moins de 5 grammes par jour selon les recommandations de l'OMS, soit un peu moins d'1 c. à c. de sel par jour), fromage (cancoillotte, chèvre frais, feta nature), eaux bicarbonatées (St-Yorre®, Vichy Célestins®).

Le potassium

Il intervient dans la transmission de l'influx nerveux et la contraction musculaire. Ce minéral alcalin aide aussi à lutter contre l'acidité excessive produite pendant l'effort.

Principales sources : légumes verts, potiron, fruits (bananes), fruits secs (noix, amandes, pistaches, figues séchées, dattes séchées, abricots secs), viandes, poissons, abats (foie de volaille, de veau ou de porc).

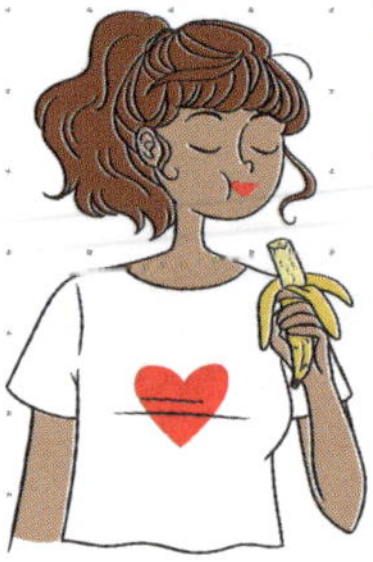

Le magnésium

Antifatigue et antistress, il contribue aussi à la contraction musculaire. Un déficit favorise l'apparition de crampes.

Principales sources : chocolat noir, banane, fruits oléagineux (amandes, noix, noisettes, noix du Brésil, noix de cajou, graines de tournesol), eau minérale (Hépar®, Rozana®, Quézac®), légumes secs, céréales complètes (riz brun, avoine, sarrasin, seigle).

Le calcium

Également utile à la contraction musculaire, il aide à la solidité osseuse et limite les risques de fracture de fatigue.

Principales sources : poissons (morue, daurade, sole, sardines à l'huile) et fruits de mer (huîtres, noix de Saint-Jacques, langoustines, crevettes), légumes verts (poireau, roquette, épinards), laitages, fromage (parmesan, gruyère, comté), eau minérale (Hépar®, Courmayeur®, Contrex®).

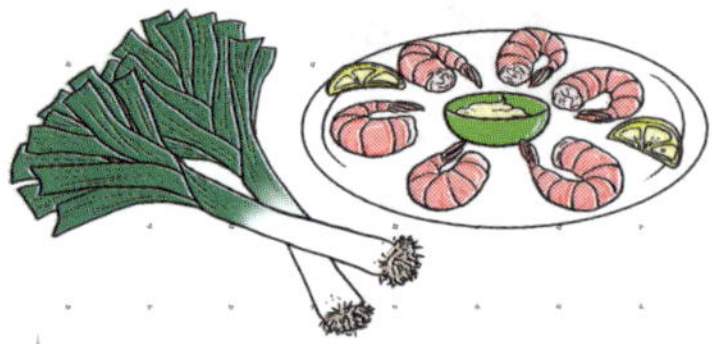

Stop au grignotage !

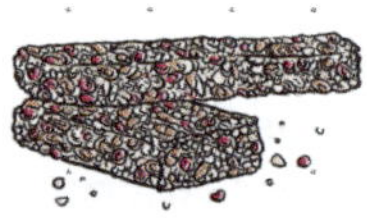

Mes 4 en-cas coupe-faim

En cas de fringale, pas question de vous ruer sur le paquet de gâteaux que vous avez rechigné à jeter. Troquez-le contre une collation healthy et ventre plat, parfaite pour le sport et la ligne. Voici 4 idées de grignotages healthy pour fit-girl :

- 1 verre d'eau + 1 petite compote + 1 barre de céréales + 1 yaourt ou 1 verre de lait de soja (en cas d'intolérance au lactose)

- 1 verre d'eau + 1 petite compote ou 1 pomme + 1 petite poignée d'oléagineux (6 ou 7 amandes, noisettes et/ou noix) + 1 verre de lait de soja
- 1 verre d'eau + 1 fromage blanc + 1 fruit
- 1 verre d'eau + 1 fruit frais + 4 ou 5 gâteaux secs (Petit Beurre® ou biscuits secs de type Gerblé® allégés en sucre) + 1 verre de lait de soja ou de lait demi-écrémé.

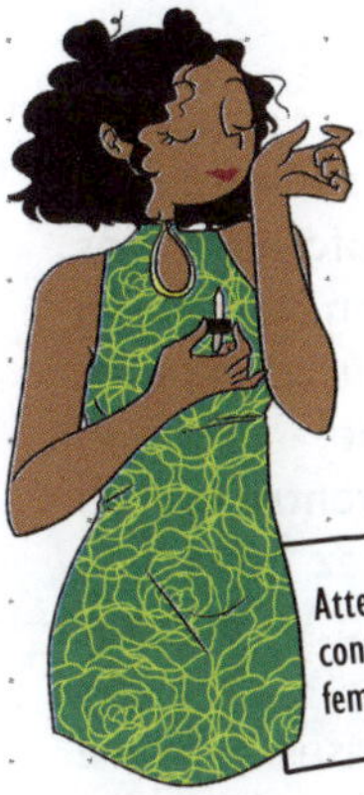

L'HE d'ylang-ylang, mon tip anti-grignotage

Suivez l'astuce phyto de notre experte Helena, praticienne en ayurveda.

Avis aux becs sucrés, quelques gouttes d'huile essentielle d'ylang-ylang (*Cananga odorata*), mélangées à un peu d'huile végétale d'amande douce (pour éviter toute réaction d'allergie cutanée à l'huile essentielle pure) et déposées au creux du poignet, apaisent le mental et calment les soudaines envies de sucre. À faire 2 à 3 fois par jour : frottez vos poignets jusqu'à pénétration de l'huile aromatique. Pour une version nomade et plus pratique, vous pouvez préparer l'ensemble sous forme de petit roll-on et l'appliquer directement sur la peau.

Attention, cette HE dans ce contexte est contre-indiquée aux femmes enceintes et aux enfants.

Je mange en pleine conscience pour contrôler mes fringales

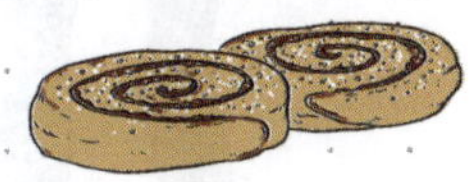

Manger en pleine conscience se révèle un outil parfait de gestion de ses émotions, de ses pulsions alimentaires et fringales, et du contrôle de son poids.
L'exercice vise à calmer vos fringales en prenant pleinement conscience de ce que vous mangez, à l'aide de tous vos sens. Vous verrez, vous vous sentirez rassasiée plus rapidement !

Comment ça marche ?

Prenez un aliment doudou, que vous aimez particulièrement, par exemple un gâteau. Observez-le, regardez ses contours, sa couleur, sentez son odeur. Remarquez le bruit en l'émiettant et prenez le temps de ressentir ses saveurs une fois dans la bouche.
Pratiqué régulièrement, cet exercice modifiera votre rapport à l'alimentation, qui sera plus apaisé. Il vous aidera aussi à éviter les craquages alimentaires intempestifs !

CHAPITRE 4

SEMAINES 3 ET 4

J'ENFLAMME MES ABDOS !

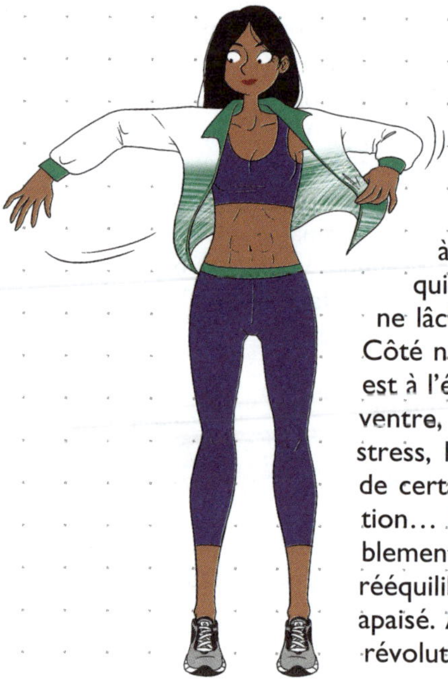

Dans ce deuxième round, l'intensité des exercices monte d'un cran. Après les fondations, vous sculptez en profondeur vos abdos avec 3 circuits training + un 4e en option, cette fois avec du matériel, c'est la touche «fire abs» qui va ajouter du challenge et du piment à votre entraînement!

À l'issue de ces 2 semaines, vous allez voir votre ventre fondre à vue d'œil, vos abdos se peaufiner... Vous révélerez l'amazone qui sommeille en vous et progresserez à vitesse grand V! Surtout ne lâchez rien!

Côté nutrition, les bonnes habitudes alimentaires sont prises. L'heure est à l'écoute de votre corps... Vous apprendrez à chouchouter votre ventre, votre deuxième cerveau, ce lieu où s'agglutinent souvent le stress, les tensions, avec les désagréments et inconforts bien connus de certaines : ballonnements, sensations de lourdeur, mauvaise digestion... Misez sur une détox pour vous alléger et vous affiner durablement! Bonne nouvelle pour les intestins sensibles, vous allez aussi rééquilibrer votre microbiote, votre flore intestinale, la clé d'un ventre apaisé. Associé à votre training abs et ventre plat, votre plan détox va révolutionner votre vie et votre ventre... Good job!

Mon planning abdos sculpt

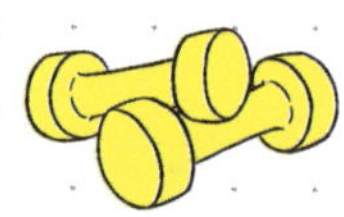

Au programme : 3 séances d'abdominaux avec matériel qui vont mettre au défi vos abdos et les embraser! Vous montez en puissance avec de petits accessoires! En gros, ça pique plus fort!

- Vous continuez à taper dans vos réserves énergétiques et brûlez encore plus de calories avec le circuit cardio-abdos qui intègre de petits accessoires pour pimenter vos objectifs!
- Vous faites trembler votre sangle abdominale dans un circuit fitness avec haltères (ou bouteilles) pour plus d'intensité.
- Vous accentuez le travail de votre core avec des exercices intenses de gainage et d'instabilité avec ballon, qui vont développer votre puissance et votre force musculaire.
- ▷ Si vous avez encore de l'énergie, vous reprendrez bien une ration supplémentaire avec une 4e séance cardio sculpt total body (incluant des haltères de 2 kg chacune ou 2 bouteilles), le dimanche, pour des abs on fire!

Mon planning des semaines 3 et 4

SEMAINES 3 ET 4	
LUNDI	**Circuit 1 :** cardio abs (voir p. 56) Matériel : 2 haltères de 2 kg chacune (ou 2 bouteilles de 1 litre) et petit ballon (ou un coussin)
MARDI	**Récup'** (30 min marche rapide ou vélo ou running léger)
MERCREDI	**Circuit 2 :** abdos choc (voir p. 58) Matériel : haltères (ou 2 bouteilles de 1 litre)
JEUDI	**Récup'** (30 min marche rapide ou vélo ou running léger)
VENDREDI	**Circuit 3 :** core abs (voir p. 61) Matériel : petit ballon (ou un coussin)
SAMEDI	**Récup'** (30 min marche rapide ou vélo ou running léger)
DIMANCHE	**Circuit 4 en option :** cardio sculpt (voir p. 63) Matériel : haltères Ou bien à la place une séance cardio de votre choix : running 30 à 45 min (rythme tranquille), ou cardio modéré (fitness sans impact, natation, vélo elliptique, etc.)

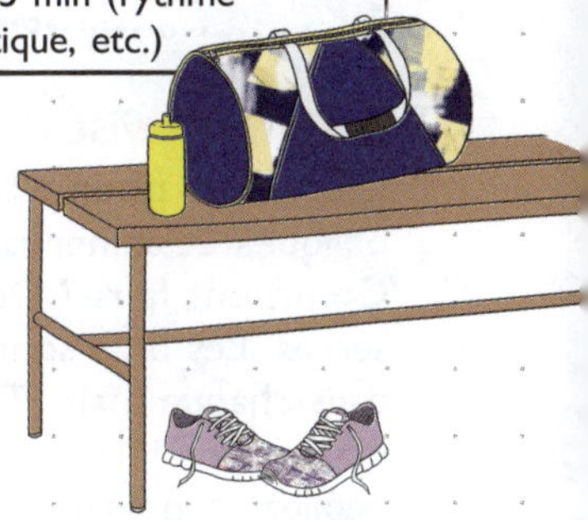

Ma séance en un clin d'œil

Je m'échauffe : 5 min (voir p. 26).
Je m'entraîne : 4 séries de 5 exercices en 21 min (débutante), 5 séries de 5 exercices en 21 min (intermédiaire), 5 séries de 5 exercices en 27 min (confirmée).
Je m'étire et récupère après chaque séance : 5 min (voir p. 27).

Une séance complète dure de 31 à 37 min environ selon votre niveau et votre forme, à réaliser 1 fois par semaine durant les 2 prochaines semaines. Prévoyez bien 3 circuits différents par semaine + une 4e séance en option si vous le souhaitez !

Mes temps d'effort

NIVEAU 1 DÉBUTANTE	NIVEAU 2 INTERMÉDIAIRE	NIVEAU 3 CONFIRMÉE
◦ 30 s d'effort / 30 s de repos ◦ Réalisez 4 tours / 1 min de repos entre chaque tour	◦ 30 s d'effort / 15 s de repos ◦ Réalisez 5 tours / 1 min de repos entre chaque tour	◦ 45 s d'effort / 15 s de repos ◦ Réalisez 5 tours / 1 min de repos entre chaque tour

Circuit 1 : cardio abs avec haltères

L'objectif de ce 1er circuit ?

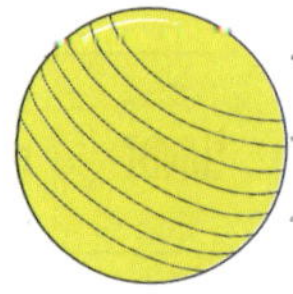

Vous poursuivez vos efforts en cardio et le renforcement de votre belly avec plus d'intensité et des accessoires fun, **une paire d'haltères + un petit ballon.** Pour quoi faire ? L'utilisation d'haltères ou de bouteilles sur des mouvements cardio et abs (comme le punch twist) crée de la résistance et booste votre dépense énergétique pour brûler encore plus de calories. Dans le dernier exercice, le ballon vous oblige à contrôler votre posture pour réaliser un mouvement impeccable. Yolo, vous allez sortir de votre zone de confort !

Pas envie d'investir dans du matériel ? Pas de problème, vous pouvez remplacer ces accessoires de home training en détournant des objets du quotidien, à savoir 2 bouteilles d'eau de 1 à 1,5 litre (ou 2 gros livres) à la place des haltères et un coussin (pas trop gros) à la place du petit ballon.

Votre matériel

Une paire d'haltères de 2 kg et 1 ballon souple. *Let's go !*
C'est trop facile ? Soit vous jouez sur le chrono et vous passez directement au niveau 2 ou même au niveau 3, soit vous variez sur l'intensité de l'exo (vous choisissez systématiquement l'option strong), ou les deux ! Osez vous challenger !

1. Punch twist dynamique (avec haltères)

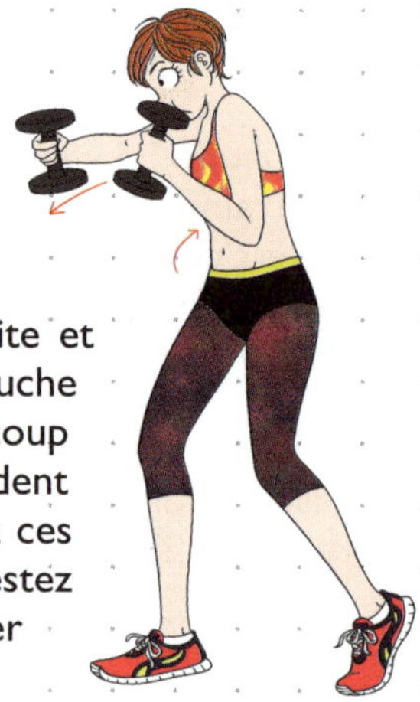

C'est bon pour : brûler des calories, travailler les épaules, les obliques et affiner la taille.
Comment faire ? Debout, en position strong, dos droit et abdos serrés. Les bras sont pliés, les coudes serrés à la taille, un haltère dans chaque main. Tout en pivotant le buste vers la gauche, dépliez et envoyez le bras droit en diagonale, puis pivotez le buste à droite et dépliez le bras gauche (bras droit vers le côté gauche et bras gauche vers le côté droit). Sur chaque punch twist, imaginez donner un coup de poing avec l'haltère à hauteur de poitrine. Les bras ne se tendent pas complètement (pour protéger l'articulation du coude). Alternez ces punchs sur le rythme le plus rapide possible en twistant le buste. Restez bien stable, les pieds au sol. Rentrez bien le ventre pour engager profondément les obliques. Soufflez sur chaque punch.
Option soft : ralentissez le rythme.
Option strong : montez les haltères plus haut, au-dessus des épaules, pour faire monter davantage le cardio.

2. Jack front jump (avec haltères)

C'est bon pour : augmenter la dépense énergétique.
Comment faire ? Debout, en position strong, les abdominaux serrés, un haltère dans chaque main, les bras le long du corps. Ouvrez les jambes sur un saut en montant les bras sur le

côté, les haltères à hauteur d'épaules. Puis revenez en position de départ, les pieds parallèles et faites un petit saut en avant, les bras tendus devant vous, haltères à hauteur de poitrine (pas plus haut que les épaules). Continuez le mouvement sur un rythme dynamique en gardant les genoux fléchis sur les sauts (vers l'extérieur sur le jack, vers l'avant sur le front jump). Soufflez bien.

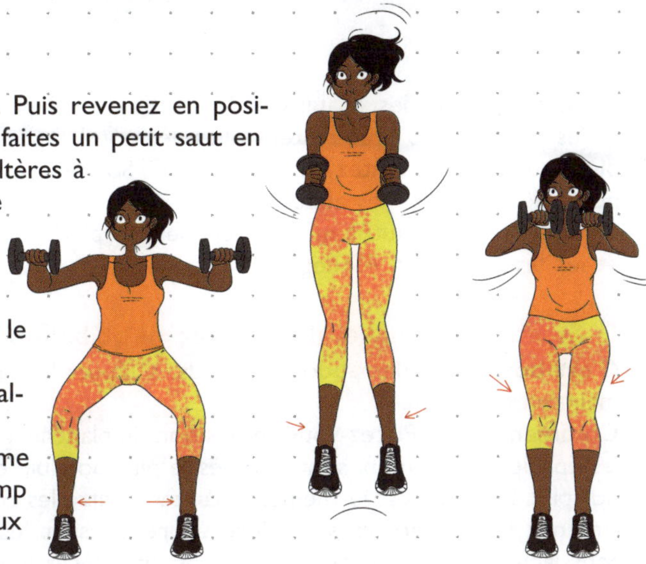

Option soft : même exercice sans haltères, ou bien ralentissez la cadence.

Option strong : augmentez le rythme et remplacez le front jump par un jump tuck : réalisez un saut groupé, les genoux montent en direction de la poitrine.

3. Squat genou twist (avec haltères)

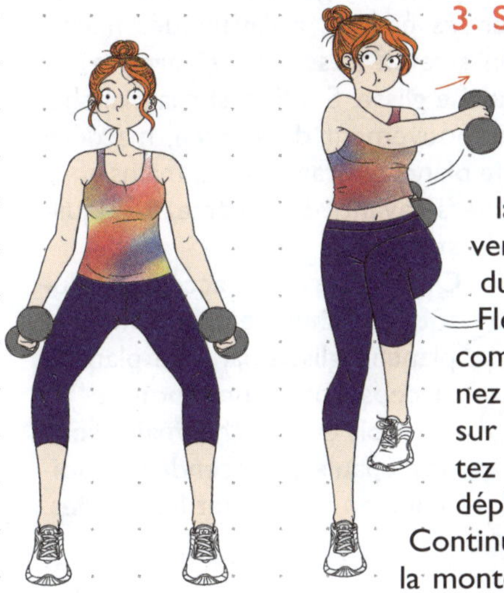

C'est bon pour : le cardio, travailler les obliques et dessiner la taille, sculpter les cuisses et les épaules, travailler la coordination des bras et des jambes.

Comment faire ? Debout, les deux pieds espacés de la largeur du bassin, les pointes de pieds légèrement tournées vers l'extérieur et les abdos serrés. Les bras sont le long du corps, un haltère dans chaque main.

Fléchissez les genoux et repoussez les fesses en arrière comme pour vous asseoir sur une chaise. Remontez et amenez le genou gauche vers la poitrine en dépliant le bras droit sur le côté gauche. Et même chose de l'autre côté, repartez en squat et montez le genou droit vers la poitrine en dépliant le bras gauche vers la droite. Serrez bien vos abdos ! Continuez le mouvement sur un rythme rapide en soufflant sur la montée du genou et le twist du buste.

Option soft : ralentissez le rythme ou enlevez les haltères.

Option strong : tout en accélérant, twistez le buste au maximum et envoyez le punch le plus possible à la diagonale pour solliciter davantage les obliques.

4. Crunch en C (avec haltères)

C'est bon pour : enflammer la sangle abdominale (le grand droit) avec l'ajout des haltères.

Comment faire ? Dos au sol, les genoux fléchis, les pieds posés au sol et le ventre rentré. Les bras sont repliés, un haltère dans chaque main, les mains proches des oreilles.

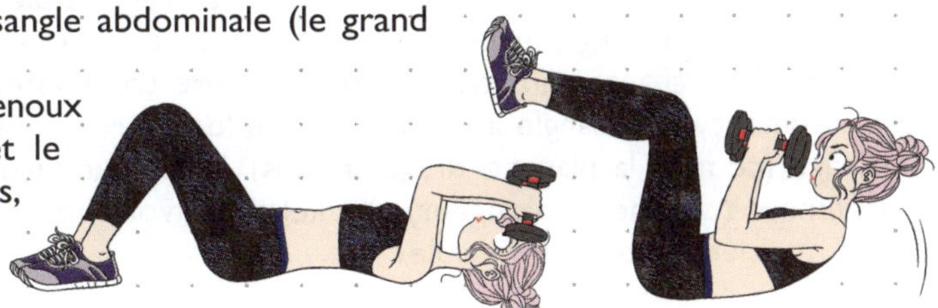

Décollez le haut des épaules et les pieds du sol et rapprochez simultanément les genoux et les haltères (les bras restent pliés, les coudes parallèles). Revenez en position de départ pieds au sol et remontez en crunch en C. Soufflez sur la montée. Gardez le nombril absorbé pour bien travailler les abdos.
Option strong : plutôt que de reposer les pieds au sol, éloignez les jambes (pieds serrés) et les bras tendus à 45 degrés.

5. Stretch + planche glisse (avec petit ballon ou un coussin)

C'est bon pour : les abdos profonds, sculpter les jambes et contrôler sa posture avec le maintien du ballon.
Comment faire ? Placez-vous en position de planche, genoux au sol, bras tendus et mains sous les épaules. Les genoux sont éloignés le plus possible de la poitrine, le ventre est rentré et le dos plat. Le ballon est fermement maintenu entre les cuisses. Les orteils sont crochetés au sol. Amenez les fessiers vers l'arrière en repoussant les mains dans le sol, les bras s'étirant. Sans lâcher le ballon entre vos jambes, transférez le poids du corps vers l'avant pour revenir en position de planche : glissez vers l'avant de manière à placer les épaules à l'avant des mains. Puis revenez en stretch (fesses vers l'arrière) et repartez en planche glisse. Soufflez sur la planche.

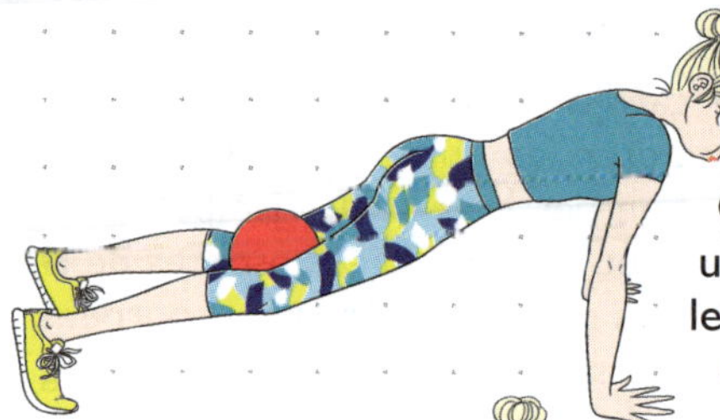

Option soft : après le mouvement de stretch, marquez une pause en position de planche, bras tendus, mains sous les épaules (sans glisser vers l'avant). Et repartez tranquillement vers l'arrière en stretch.

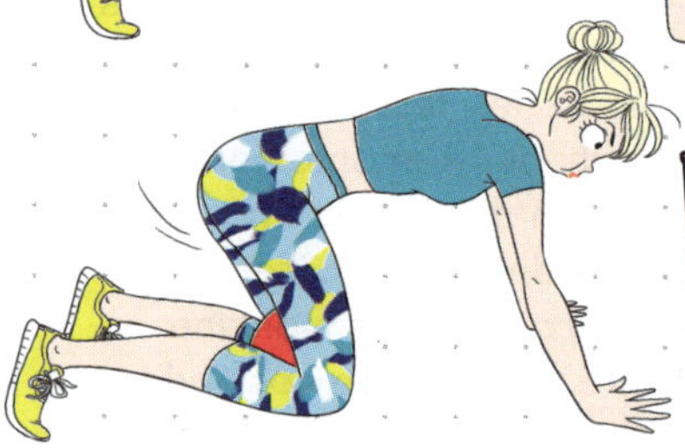

Si vous avez les épaules fragiles, évitez la planche glisse à l'avant des mains et restez sur l'option soft.

Option strong : accélérez plutôt le rythme et remplacez la planche glisse par une planche triceps (bref, une pompe !) : une fois en planche, mains sous les épaules, descendez la poitrine en resserrant les coudes.

Circuit 2 : abdos choc avec haltères

L'objectif de ce 2e circuit ?

Retour aux abdos pur jus avec des exercices redoutables avec haltères de 2 kg (ou 2 bouteilles d'eau d'l à 1,5 litre). L'ajout d'une charge dans chaque main va faire trembloter intensément votre sangle abdominale dans les exercices de gainage (comme la planche tirage triceps) et les exercices de fitness (comme le plongeur). Nickel pour vous rendre plus musclée, forte et invincible !

Pour les exercices unilatéraux (planche rotative et single leg touch), la durée d'effort correspond à chaque côté. Une fois que vous avez fini un côté, passez sans pause à l'autre côté.

Let's go!

1. Planche tirage triceps avec haltères

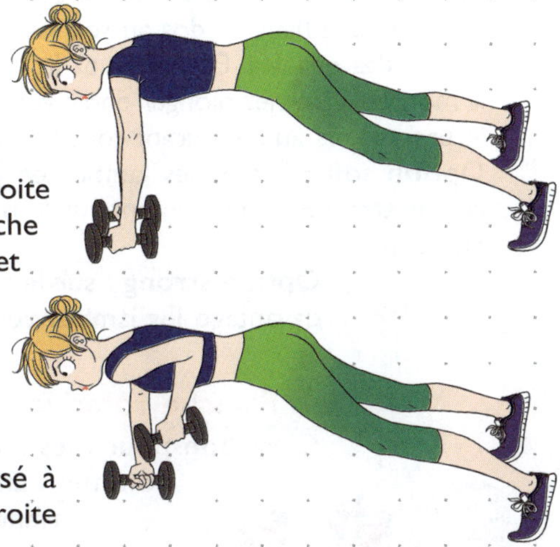

C'est bon pour : les abdos profonds, les obliques et les triceps (arrière des bras)
Comment faire ? Placez-vous en position de planche bras tendus, les mains en appui sur les haltères, à l'aplomb des épaules. En soufflant, décollez la main droite et son haltère du sol et tirez le coude (serré, proche du corps) en direction du plafond. Reposez la main et changez de côté : soufflez et décollez la main gauche et son haltère. Continuez le mouvement en maintenant le bassin stable et en restant bien gainée.
Option soft : même travail mais avec les genoux au sol.
Option strong : essayez de soulever le pied opposé à l'haltère qui décolle (par exemple, pied gauche, main droite au-dessus du sol) : beau challenge !

2. Planche tape côté main et jambe avec haltères

C'est bon pour : renforcer les abdos profonds, travailler l'instabilité et la coordination.
Comment faire ? En position de planche bras tendus, les mains en appui sur les haltères, placés à l'aplomb sous les épaules. Le corps est bien gainé. En soufflant, ouvrez le bras droit avec l'haltère le plus loin possible sur le sol côté droit et en même temps ouvrez la jambe gauche sur le sol côté gauche. Revenez en position de départ et changez de côté : haltère gauche sur le côté gauche et jambe droite sur le côté droit. Maintenez le bassin stable.
Option soft : enlevez la résistance des haltères.
Option strong : au lieu de reposer le pied au sol sur l'ouverture, décollez la jambe en contractant bien le fessier.

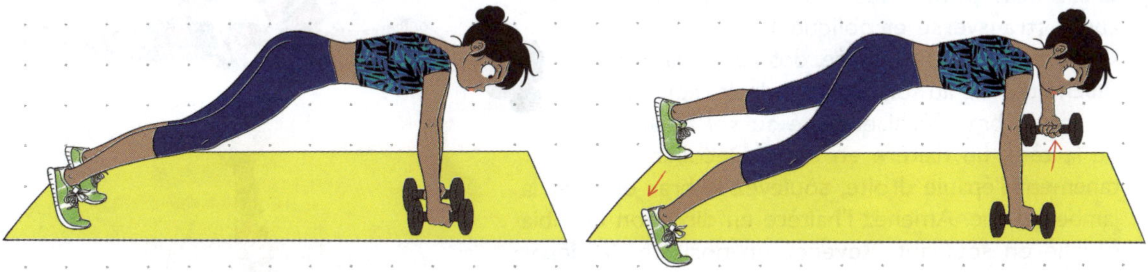

3. Plongeur avec haltères

C'est bon pour : sculpter les abdos superficiels (grand droit), les adducteurs (intérieur des cuisses) et développer la coordination.
Comment faire ? Allongée, dos au sol, pieds au sol, genoux fléchis, ventre rentré et bras tendus avec les haltères au-dessus des épaules.

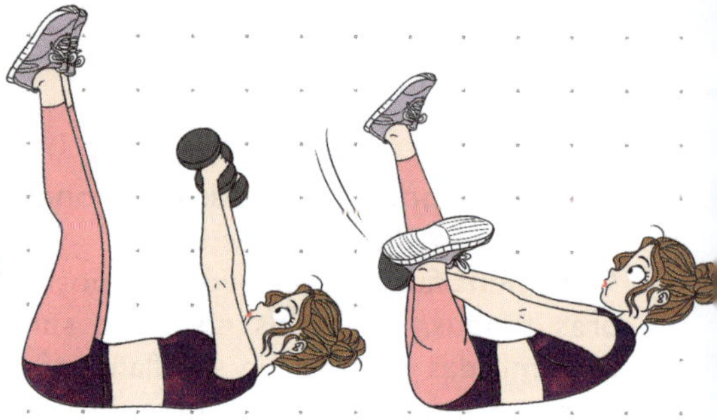

En soufflant, décollez les épaules et les jambes du sol et amenez les haltères entre les jambes qui s'ouvrent sur le côté, en V. Refermez les jambes et reposez le haut du dos au sol, les bras tendus au-dessus des épaules. Et continuez le mouvement. Sur la montée, imaginez plonger entre vos jambes. Gardez le bas du dos au sol durant tout le mouvement.
Option soft : restez les jambes en ouverture et concentrez-vous uniquement sur le travail du haut du corps.
Option strong : sur le retour, amenez les bras à l'arrière de la tête et abaissez davantage les jambes vers le sol.

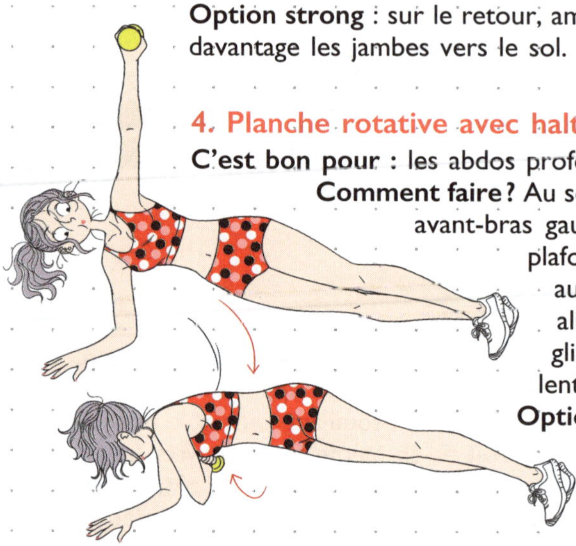

4. Planche rotative avec haltère

C'est bon pour : les abdos profonds, les obliques.
Comment faire ? Au sol, placez-vous en position de planche latérale, avant-bras gauche au sol. Le bras droit est tendu vers le plafond, haltère dans la main. Les pieds sont posés au sol l'un devant l'autre, le corps bien gainé et aligné. Avec contrôle, descendez le bras droit et glissez l'haltère sous l'aisselle gauche. Remontez lentement en position de départ.
Option soft : même exercice avec un genou (ou les deux l'un sur l'autre) au sol.
Option strong : même exercice avec le bras d'appui tendu.

5. Single leg touch avec haltère

C'est bon pour : les muscles superficiels des abdos (transverse et obliques).
Comment faire ? Allongée, dos au sol, la jambe gauche tendue au sol, le genou droit replié, pied au sol, le bras fléchi et posé au sol à l'arrière de la tête, un haltère en main. Décollez simultanément l'épaule droite, soulevez le bras droit et la jambe gauche. Amenez l'haltère en direction du tibia gauche en soufflant. Revenez en position de départ sans reposer la jambe gauche au sol et repartez. Le bas du dos reste en contact avec le sol et le ventre rentré.
Option soft : gardez les épaules au sol. Seuls le bras et la jambe opposés montent.
Option strong : tendez la jambe d'appui au sol (celle qui ne décolle pas).

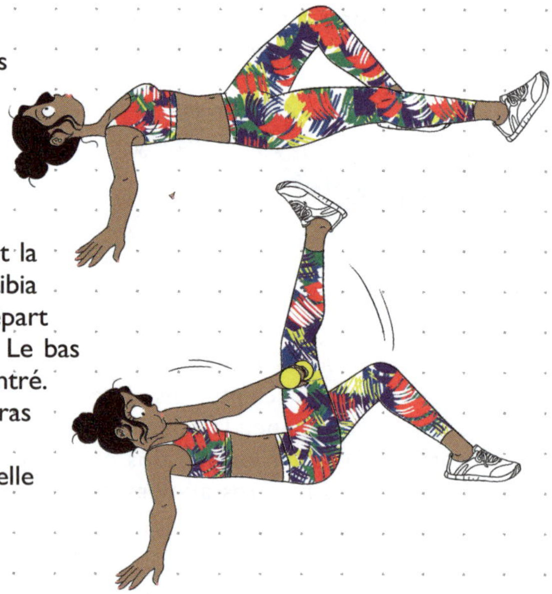

Circuit 3 : core abs avec ballon

L'objectif de ce 3e circuit ?

Un core training axé centre du corps avec plus d'intensité et un petit ballon pour travailler en instabilité (vous pouvez utiliser un oreiller à la place, par exemple). Les exercices de gainage inspirés du Pilates et du cross-training (entraînement croisé, mix de différentes disciplines fitness) vont sculpter vos muscles profonds et posturaux. C'est le moment de tout donner !

1. Russian twist avec ballon (ou coussin)

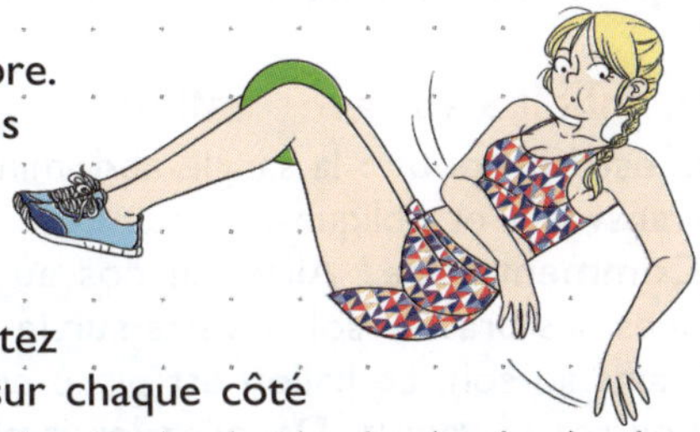

C'est bon pour : le transverse, les obliques et l'équilibre.
Comment faire ? En position assise sur les ischions (les petits os sous les fessiers), le ventre rentré, le dos droit, le ballon (ou le coussin) maintenu fermement entre les genoux. Décollez les deux pieds du sol pour trouver votre équilibre en gardant le buste droit. Pivotez le buste de chaque côté en imaginant toucher le sol sur chaque côté avec les deux mains. Soufflez sur chaque rotation.
Option soft : placez le ballon dans les mains et tapez le sol de chaque côté avec le ballon.
Option strong : faites des mouvements de descente et montée du buste tout en réalisant les twists. Plus vous penchez le buste vers le sol, plus l'instabilité et la résistance abdominale s'accroissent.

2. Rameur avec ballon

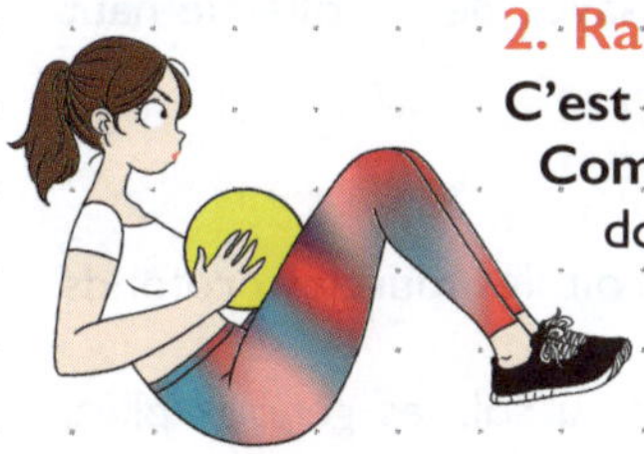

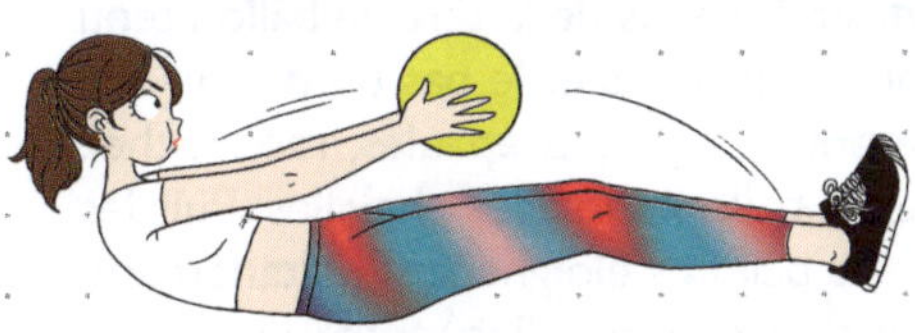

C'est bon pour : les abdos profonds et l'équilibre.
Comment faire ? En position assise, les pieds au sol, le ventre rentré, le dos droit, le ballon tenu entre les mains. Décollez les pieds et trouvez votre équilibre sur les ischions. En soufflant, penchez le buste vers l'arrière et tendez les bras et les jambes devant vous. Puis revenez en position fléchie, genoux repliés et ballon vers la poitrine.
Option soft : gardez les genoux fléchis et le buste droit et réalisez uniquement le mouvement de flexion-extension des bras.
Option strong : essayez d'accélérer le rythme et de gagner en amplitude dans le mouvement (éloignez davantage le buste des jambes).

3. Ours tape-épaule avec ballon

C'est bon pour : renforcer les muscles profonds, les obliques, les bras, les cuisses (quadriceps et adducteurs, respectivement l'avant et l'intérieur des cuisses) ; mais aussi développer la résistance musculaire.
Comment faire ? Placez-vous à quatre pattes, les mains sous les épaules, les genoux sous les hanches et le ballon (ou coussin) fermement serré entre les cuisses. Rentrez bien le ventre

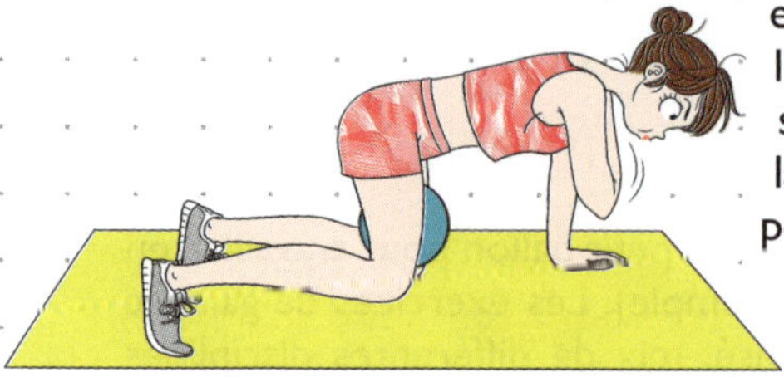

et contractez vos abdos. La nuque est longue (regard à l'avant des mains). Décollez les genoux au ras du sol en serrant fermement le ballon. En tenant la position, décollez la main droite du sol et tapez l'épaule gauche. Revenez en position initiale et changez de côté, main gauche, épaule droite. Continuez ce mouvement de bras en alternance en conservant la posture la plus stable possible. Le ballon vous aide à garder les genoux bien fléchis.

Option soft : ralentissez le mouvement.
Option strong : accélérez la cadence sans bouger le bassin.

4. Infinite abs avec ballon

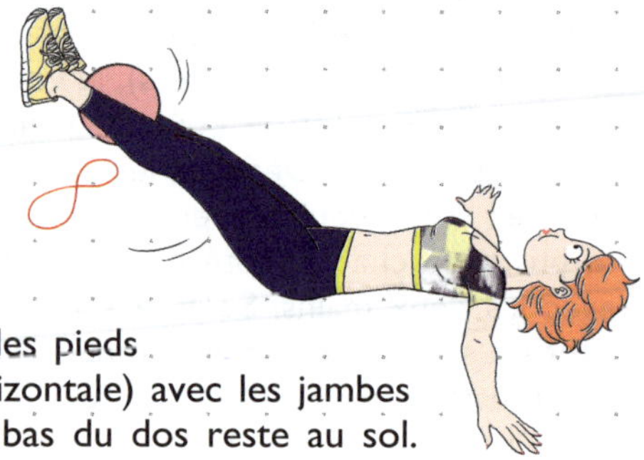

C'est bon pour : la sangle abdominale, grand droit, transverse et obliques.
Comment faire ? Allongée dos au sol, jambes tendues, les bras au sol ouverts sur le côté (paumes de mains au sol). Le ballon est placé entre les chevilles. Rentrez le ventre. Décollez les jambes. En gardant le nombril aspiré, imaginez avoir un pinceau à la place des pieds et dessinez lentement le signe de l'infini (un 8 à l'horizontale) avec les jambes le plus tendues possible. Le ballon ne bouge pas. Le bas du dos reste au sol. Prenez le temps et respirez calmement.
Option soft : fléchissez les jambes.
Option strong : Descendez davantage les jambes vers le sol et essayez de décoller le haut des épaules (en gardant la nuque longue).

5. Hollow rock avec ballon

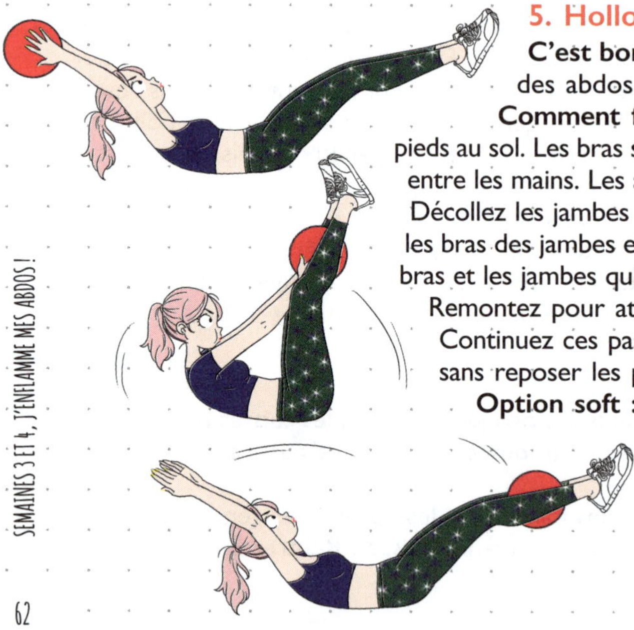

C'est bon pour : le grand droit, les muscles profonds des abdos et la coordination.
Comment faire ? Allongée dos au sol, les genoux pliés, pieds au sol. Les bras sont tendus au-dessus de la tête, le ballon tenu entre les mains. Les abdos sont contractés et le bas du dos au sol. Décollez les jambes en soulevant le haut des épaules, rapprochez les bras des jambes et déposez le ballon entre les chevilles. Puis les bras et les jambes qui tiennent le ballon s'éloignent simultanément. Remontez pour attraper de nouveau le ballon entre les mains. Continuez ces passes alternées entre vos jambes et vos mains sans reposer les pieds au sol. Soufflez bien sur la montée.
Option soft : reposez ponctuellement les pieds au sol.
Option strong : démarrez l'exercice les jambes tendues et augmentez l'amplitude des mouvements sur l'exercice (éloignez et refermez davantage les bras et les jambes).

Circuit 4 bonus : cardio sculpt avec haltères

L'objectif de ce 4e circuit

Toujours plus loin... Une séance bonus brûle-graisses plus exigeante avec des haltères de 2 kg (ou 1 bouteille de 1 à 1,5 litre dans chaque main), parfaite pour vous faire transpirer et chahuter encore plus vos abdos !

En option : à la place de cette 4e séance cardio sculpt, vous pouvez faire une séance cardio de votre choix pour vous défouler (par exemple : running 30 à 45 min, à cardio modéré).

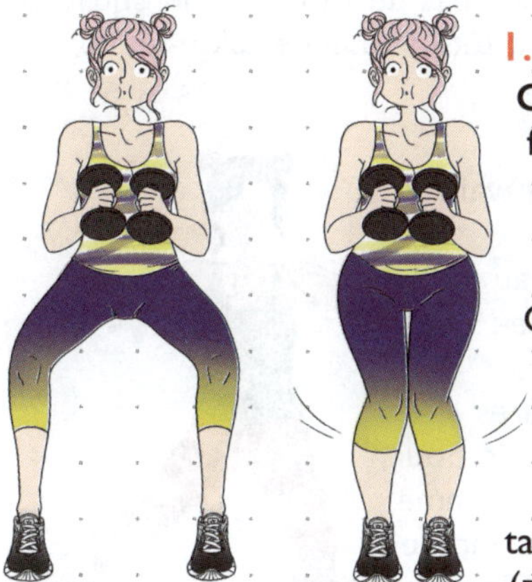

1. Squat jump ouvert-fermé avec haltères

C'est bon pour : monter le cardio, galber les cuisses et les fessiers.

Comment faire ? En position strong, les abdos serrés, les bras fléchis (coudes resserrés proches des côtés), les haltères tenus au-dessus de la poitrine et le ventre rentré. Ouvrez les jambes sur un saut, les genoux fléchis vers l'extérieur et revenez en position de squat pieds resserrés. Les haltères ne bougent pas. Continuez les squats ouverts et fermés en gardant les fessiers vers l'arrière et le dos droit. Sur le squat serré, le poids du corps repose sur les talons, les genoux sont sur la même ligne que l'avant des pieds (pour protéger les genoux). Soufflez bien !

Option soft : supprimez les sauts : ouvrez un pied, puis l'autre pour venir en squat ouvert, puis refermez les pieds l'un après l'autre.

Option strong : sur le squat ouvert, montez les bras au-dessus de la tête. Vous augmentez ainsi le cardio et la dépense énergétique !

2. Fente genou haut avec haltères

Pour cet exercice, la durée d'effort correspond à chaque côté. Une fois que vous avez fini un côté, passez à l'autre côté sans faire de pause.

C'est bon pour : le cardio, les cuisses et les fessiers.

Comment faire ? En position strong, abdos serrés, poitrine haute, bras le long du corps, haltères dans les mains. Faites un pas vers l'arrière avec la jambe gauche et fléchissez les deux genoux à angle droit (90 degrés). Le genou avant (droit) est au-dessus de la cheville, le genou gauche vers le sol. Remontez en amenant le genou gauche à la poitrine tout en montant les bras au-dessus de la tête (haltères vers le plafond). Gardez le dos droit tout le long de l'exercice. Soufflez à la montée de genou. Revenez en position de fente sur la même jambe et repartez.

Option soft : ralentissez le mouvement.

Option strong : allez plus vite, vous brûlez plus de calories et défiez votre équilibre !

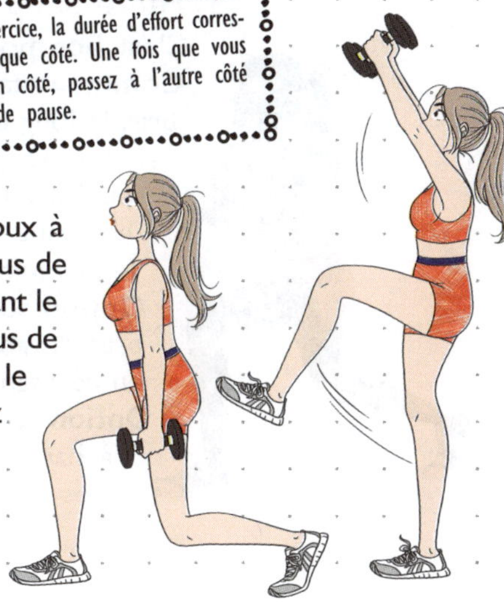

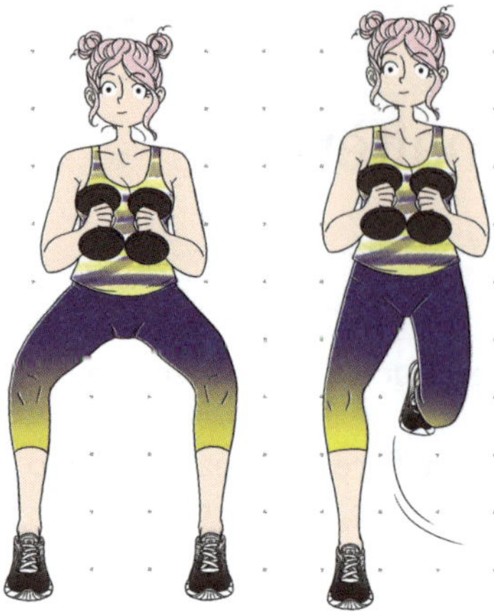

3. Cardiosquat et talon-fesse avec haltères

C'est bon pour : booster la dépense énergétique, sculpter le bas du corps.

Comment faire ? En position strong, les bras fléchis et les haltères tenus au-dessus de la poitrine. Sur un saut, ouvrez les jambes en squat (fesses vers l'arrière), les pieds ouverts plus larges que les épaules, puis ramenez un talon à la fesse. Revenez en squat et amenez l'autre talon à la fesse. Continuez le mouvement en allant le plus vite possible. Soufflez bien.

Option strong : descendez plus bas au moment du squat et montez les bras au-dessus de la tête à chaque talon-fesse.

4. Pendule jump avec haltères

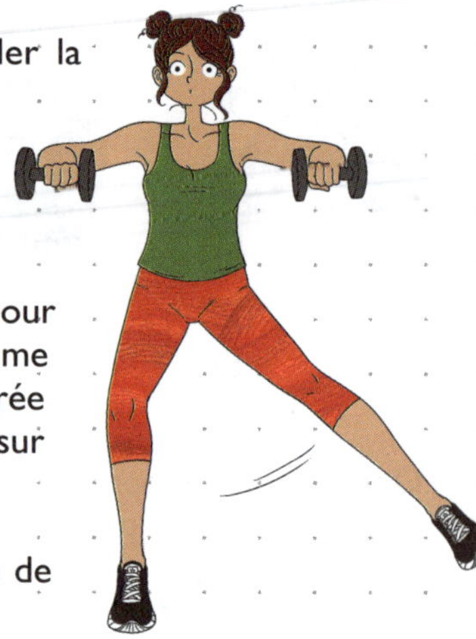

C'est bon pour : le cardio, les jambes et les épaules, travailler la coordination.

Comment faire ? Les bras sont repliés avec les haltères au niveau de la poitrine. Dans un sautillement, effectuez un battement de côté avec la jambe droite, puis avec la jambe gauche et, dans le même temps, ouvrez les bras sur le côté (les haltères à hauteur d'épaules). La jambe d'appui reste légèrement fléchie pour conserver une posture stable. Continuez l'exercice et oscillez comme un pendule d'une jambe à l'autre en restant bien solide et ancrée dans le sol. Gardez la poitrine haute, les abdos serrés. Soufflez sur chaque battement de jambe.

Option soft : même exercice sans les haltères.

Option strong : montez les bras en direction du plafond au lieu de les ouvrir sur le côté.

5. Fente jump avec haltères

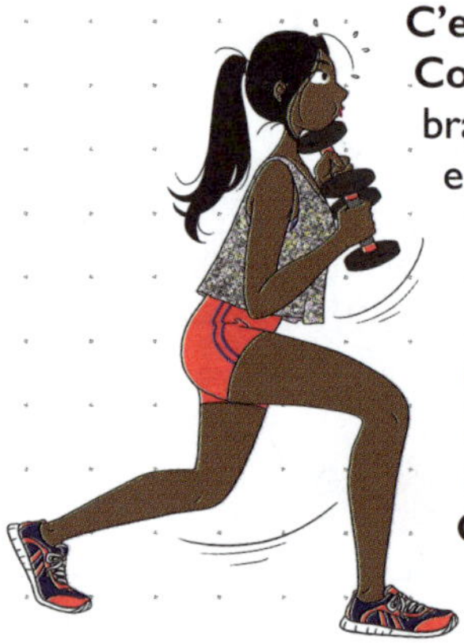

C'est bon pour : brûler des calories, fuseler les jambes.

Comment faire ? En position strong, abdos serrés, poitrine haute, bras le long du corps, haltères dans les mains. Posez la jambe gauche en arrière pour venir en position de fente, les genoux fléchis, le pied droit en avant. Sautez pour alterner les jambes, pied gauche en avant. Gardez le dos droit et la poitrine haute. Continuez les fentes jump en accélérant.

Option soft : remplacez les fentes par des ciseaux en tendant les bras devant vous avec les haltères : amenez un pied devant l'autre en réalisant un petit saut.

Option strong : montez les bras en alternance sur le côté, haltères à hauteur d'épaules. Vous travaillez la coordination et dessinez vos épaules !

Côté food, je prends soin de mon ventre avec une détox

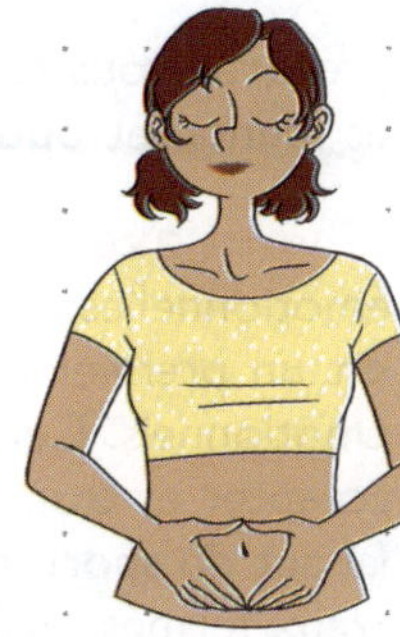

Un ventre gonflé n'est pas forcément lié à un excès de graisse. Des troubles digestifs, un excès de stress et un trop-plein d'émotions que l'on garde à l'intérieur peuvent aussi être la cause de nos rondeurs abdominales. Une chose est sûre : frimer avec des abdos sculptés sans tricher demande aussi d'avoir une relation apaisée à son ventre et à soi-même...

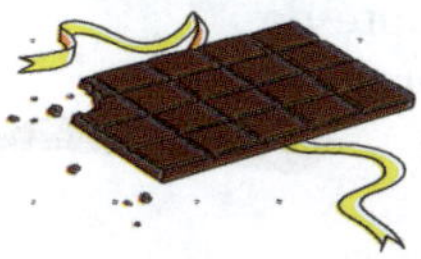

Quiz express : Êtes-vous une mangeuse émotionnelle ?

On ne va pas se mentir, on ne mange pas toujours quand on a faim : on a parfois juste envie de se mettre quelque chose sous la dent pour faire face à un état émotionnel négatif (tristesse, colère, fatigue, ennui, stress...). Chez certaines, cette propension à manger sous le coup des émotions est particulièrement forte, et conduit à un inévitable effet boule de neige : manger trop ou mal, avec des kilos en plus sur la balance. Faites-vous partie de celles qui mangent leurs émotions ? Faites le quiz !

Quand vous êtes stressée, angoissée, en colère ou contrariée, vous vous jetez sur la tablette de chocolat ou la première sucrerie venue : Oui ☐ Non ☐

Vous mangez souvent sans avoir faim en réponse à une émotion négative : Oui ☐ Non ☐

Vous grignotez pour compenser l'ennui, la fatigue, ou pour mieux procrastiner (remettre à plus tard une chose que vous n'avez pas envie de faire) : Oui ☐ Non ☐

Vous comblez facilement un manque (d'affection, de confiance en vous...) par un aliment doudou : Oui ☐ Non ☐

Pour vous, l'alimentation est une échappatoire à une situation inconfortable, à vos peines, vos angoisses, vos peurs ou vos échecs : Oui ☐ Non ☐

Quand vous avez le moral dans les baskets, vous succombez souvent à l'appel des aliments gras et/ou sucrés : Oui ☐ Non ☐

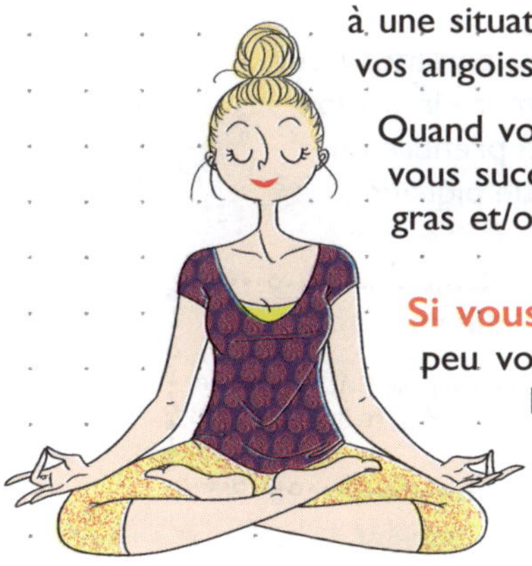

Si vous avez répondu « oui » moins de 3 fois, vous compensez peu vos soucis émotionnels par la nourriture et savez certainement libérer vos tensions à travers d'autres moyens (sport, yoga...). Pour aller plus loin, suivez nos conseils antistress (p. 68) et préparez-vous tout de même à une petite détox ciblée qui vous allégera sur le plan physique et mental et optimisera votre vitalité et votre training ventre plat !

Si vous avez répondu « oui » plus de 3 fois, c'est que vous faites partie des mangeuses émotionnelles. Apprendre à identifier la nature des émotions qui vous poussent à manger est un premier pas pour vous affranchir de ces comportements et vous alléger de vos kilos émotionnels. Cela vous donne la latitude nécessaire pour mieux gérer vos émotions, les accepter et trouver d'autres moyens (plus healthy) pour les apaiser. Cela peut être en faisant du sport, du yoga, de la méditation, en vous centrant grâce à votre respiration (yeux fermés, mains sur le ventre, inspirez et gonflez le ventre, expirez et videz l'air de l'abdomen). Ces démarches conscientes vous aideront à revenir progressivement à une alimentation connectée à vos propres besoins et à vous mettre à l'écoute de votre corps et des vrais signaux de faim. Ce qui n'exclut pas bien sûr de craquer ponctuellement sur des aliments plaisir, mais sans un gramme de culpabilité !

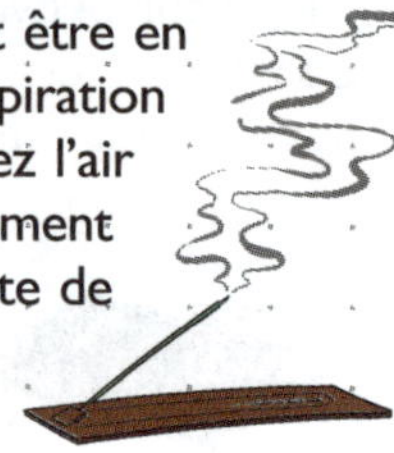

Je m'allège avec une mini-détox

Le stress, les abus alimentaires, la fatigue sont autant de facteurs qui créent des toxines, agressant votre corps et diminuant vos défenses immunitaires. Un déséquilibre qui se ressent souvent au niveau du ventre, aussi tendu et bombé qu'une montgolfière, avec les joyeux désagréments correspondants (ballonnements, estomac lourd, gaz, baisse d'énergie).

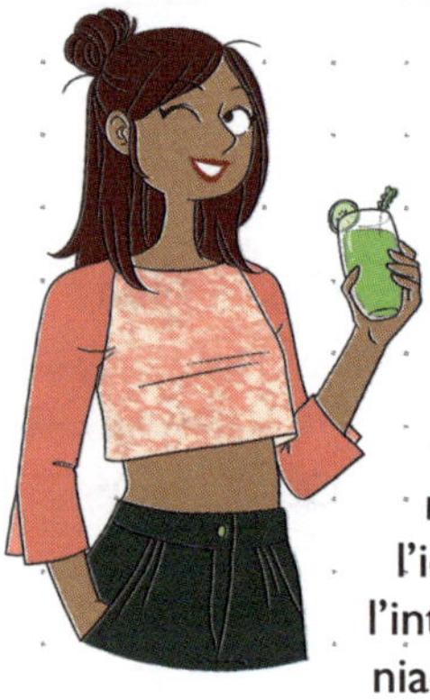

Mission détox !

Une à deux fois par an, il est conseillé de procéder à un bon « décrassage » en suivant une cure détox. D'une durée courte, de 3 à 6 jours, réalisée aux changements de saison (par exemple mi-septembre, avant l'automne) ou après une période éprouvante (beaucoup de stress, d'excès ou de surmenage), celle-ci va nettoyer et alléger votre organisme des toxines accumulées. Attention, on ne parle pas ici de régime, l'idée est de mettre votre système digestif au repos, de vous purifier de l'intérieur (désengorger le foie, les reins et les intestins) et retrouver la niaque qui vous fait défaut. Pour vous y mettre, plusieurs astuces…

Je mise sur les boissons drainantes !

À vous, les thés, tisanes et infusions (non sucrées) détoxifiantes, parfaites pour éliminer les toxines et l'eau en excès dans l'organisme en favorisant la circulation lymphatique et sanguine. Parmi les reines des plantes drainantes à prendre en infusion (jusqu'à 3 tasses par jour) : thé vert, pissenlit, fenouil, ortie piquante, queue de cerise, bardane, reine-des-prés, artichaut…

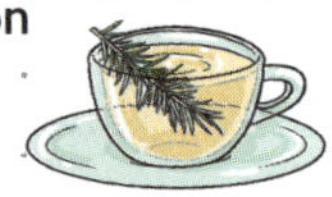

Le tip d'Helena Subijana (experte en ayurvéda) : le fenouil en infusion, secret d'une meilleure digestion

Versez 1 à 3 g de graines de fenouil directement dans une tasse d'eau chaude (préalablement bouillie)… À prendre après les repas (déjeuner et dîner). Pourquoi c'est bien ? Le fenouil soulage les troubles digestifs et lutte contre les ballonnements et l'aérophagie.

Je consomme des légumes détox

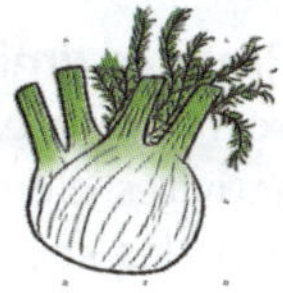

Fenouil (dépuratif et diurétique), artichaut (meilleure digestion), betterave rouge (antioxydante), radis noir (facilite la digestion, réduit les ballonnements).

Je prends 2 verres d'eau chaude le matin avec ou sans citron

Buvez-les additionnés d'un filet de citron pour booster le transit, ou bien préférez 2 simples verres d'eau chaude sans arôme. Le matin, l'eau chaude à jeun a un effet « chasse d'eau » : elle nettoie la bouche, l'estomac, les intestins et la lymphe et fluidifie le sang. L'eau chaude constitue une bonne alternative au jus de citron : avec son pH acide entre 2 et 2.5, cet agrume peut en effet être mal supporté par les organismes présentant un excès d'acidité et dont les œsophages dont déjà fragiles (reflux, brûlure d'estomac).

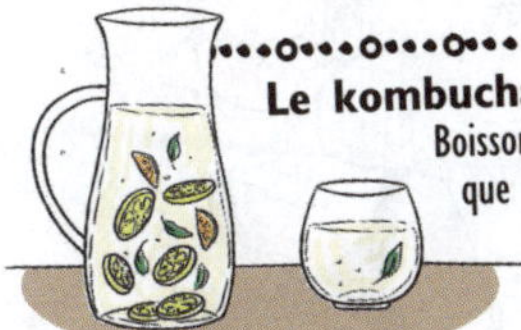

Le kombucha, une boisson détox?

Boisson à la mode à base de thé vert ou noir fermenté, le kombucha aurait des propriétés digestives, bien que celles-ci n'aient pas été prouvées scientifiquement. Les bactéries et levures naturellement présentes dans cet aliment fermenté auraient un effet probiotique, bénéfique pour l'équilibre du microbiote (flore intestinale). Parmi les divers produits disponibles, souvent aromatisés, veillez à choisir les bouteilles les moins riches en sucres.

Le jeûne intermittent 16/8 : pour un ventre super plat!

Popularisée par l'Américain Martin Berkhan (un Instagrameur accro à la muscu), la méthode « Lean gains » est un jeûne intermittent (fasting) facile à adopter au quotidien car peu contraignant. Si elle fait autant d'adeptes, c'est que cette diète est hyper efficace pour perdre du poids et se dessiner une taille de guêpe!

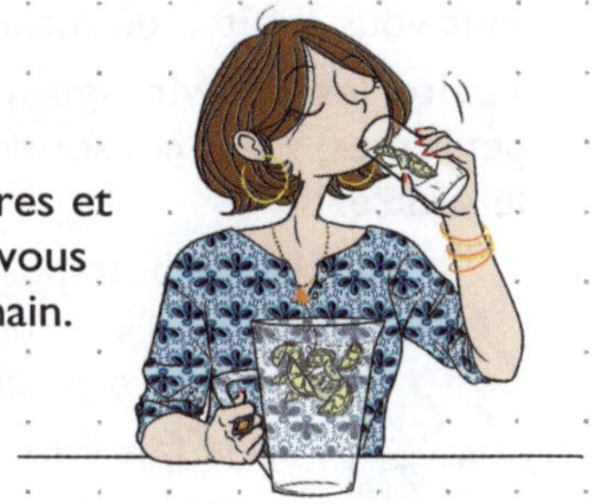

Comment ça marche?

Dans ce fasting, vous alternez une période de jeûne de 16 heures et une période de 8 heures de prise alimentaire. Par exemple, vous dînez à 20 h le soir et ne mangez RIEN jusqu'à midi le lendemain. Pendant ces 16 heures de privation alimentaire, vous ne consommez que des boissons non sucrées, comme de l'eau, du thé et du café, sans rien avaler de solide. La fenêtre de temps restante de 8 heures correspond au moment où vous consommez tous vos repas et collations de la journée.

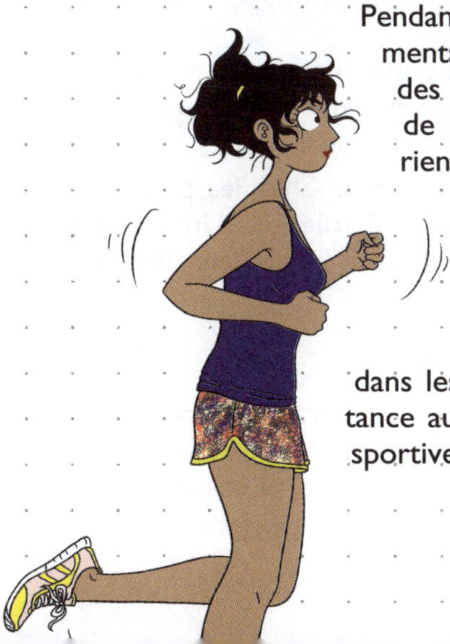

Pourquoi c'est bien?

Le jeûne 16/8 entraîne une accélération du métabolisme, tape dans les réserves de graisse et se traduit par une plus grande résistance au stress et un surcroît d'énergie, bénéfique aux performances sportives. Allez, on teste!

Pour optimiser l'efficacité de ce fasting et avoir des résultats encore plus probants sur votre ventre, misez sur les bons réflexes : continuez à manger équilibré et privilégiez les activités d'endurance (running, natation, vélo, fitness modéré, etc.) comme celles proposées dans les séances de récup' de votre programme ! Celles-ci vont vous aider à perdre du gras en mobilisant les graisses comme carburant énergétique pendant l'effort.

Mes astuces anti-ballonnements

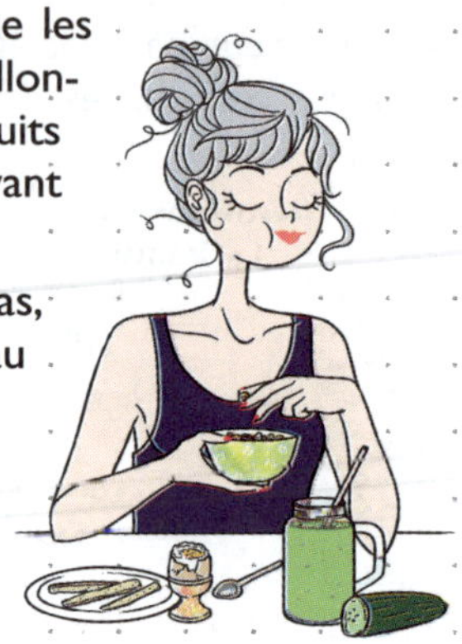

- **Je consomme les fruits plutôt entre les repas.** Le fructose que les fruits contiennent favorise la fermentation, occasionnant des ballonnements, des gaz et des remontées acides. Privilégiez donc les fruits consommés à part, en collation dans l'après-midi, ou 1 heure avant le repas, ils seront mieux digérés.
- **Je mange lentement.** 20 minutes, c'est le temps moyen d'un repas, nécessaire pour ressentir la satiété, ce message envoyé au cerveau signalant que vous n'avez plus faim.
- **Je mâche les aliments.** Une longue mastication contribue à diminuer les maux de ventre et autres inconforts gastriques (ballonnements, flatulences, reflux) en stimulant l'action des enzymes digestives. Mieux broyés, les aliments sont mieux digérés et ne fermentent pas dans le gros intestin.
- **Je mange léger.** Faire une orgie de nourriture en faisant fi de sa sensation de faim alourdit l'estomac, complique la digestion et accentue le stockage des graisses ! Moralité, mieux vaut vous arrêter de manger dès que vous êtes rassasiée.
- **J'évite les chewing-gums et les boissons gazeuses** (sodas même non sucrés, eaux pétillantes) : leur consommation augmente l'ingestion d'air dans les intestins et fait gonfler le ventre.

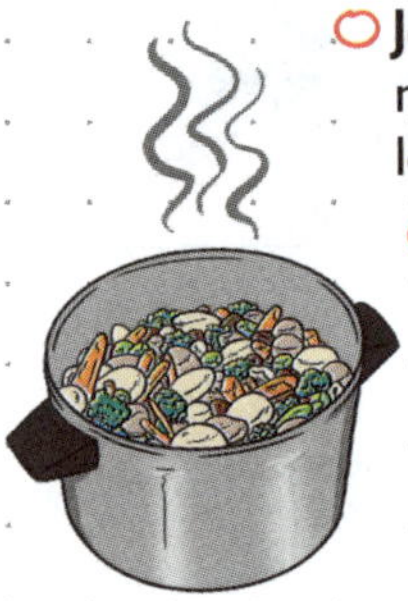

- **Je ne bois pas d'eau pendant les repas.** Si vous êtes sujette aux ballonnements, l'ingestion d'eau pendant les repas peut troubler la digestion en diluant les sucs digestifs.
- **Je fais l'impasse sur les aliments frits et les plats en sauce.** Les aliments trop gras ralentissent la vidange gastrique et favorisent les gaz. Bannissez-les le plus possible !
- **Je privilégie les fruits et légumes cuits aux crus.** Chez les personnes aux intestins fragiles, les fibres peuvent être mal tolérées. Une cuisson douce (à la vapeur, par exemple) ramollit les fibres et facilite leur digestion.

6 bons réflexes antistress

Chouchouter votre alimentation, adopter des gestes détox et suivre un training pro abs sont des étapes incontournables pour dégonfler et apaiser votre ventre. Mais un autre ennemi du ventre plat peut venir gripper ces bonnes habitudes : l'excès de stress. Si chacune réagit

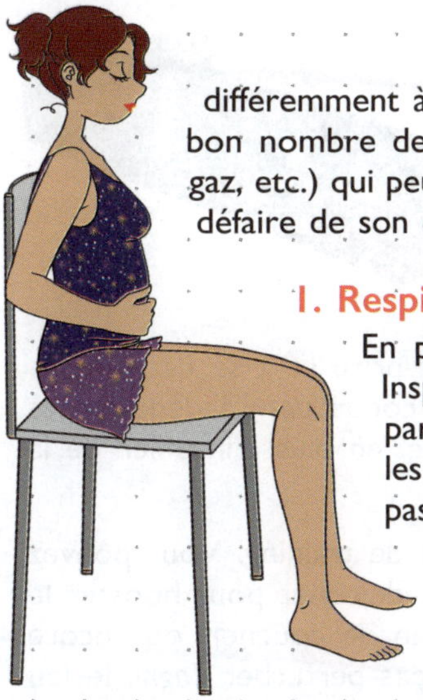

différemment à son agression, on somatise souvent au niveau du ventre, avec bon nombre de désagréments (maux de ventre, intestin noué, ventre gonflé, gaz, etc.) qui peuvent empoisonner l'existence. Voici quelques astuces pour vous défaire de son emprise et vous sentir plus zen au quotidien.

1. Respirez zen et en conscience !

En position assise et confortable, placez une main sur le ventre. Inspirez par le nez et gonflez le ventre comme un ballon. Expirez par la bouche et videz l'air doucement par la bouche, en allongeant les expirations, comme si vous souffliez à travers une paille. N'hésitez pas à fermer les yeux pour vous aider à être entièrement présente à votre souffle. Gonflez et dégonflez le ventre en douceur mais en conscience. Cette respiration abdominale exerce un massage au niveau des organes et facilite la digestion. La circulation de l'air et de l'énergie apaise également le mental et libère le stress.

2. Hydratez-vous (eau, infusions, tisanes…)

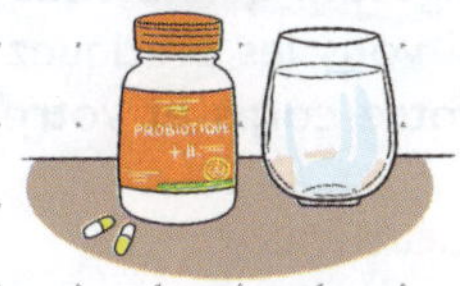

Boire au moins 1,5 litre par jour aide le corps à se débarrasser des toxines causées par le stress.

3. Misez sur les probiotiques

Ces bactéries vivantes exercent une action bénéfique sur le microbiote (les communautés de micro-organismes qui peuplent nos intestins) et le transit. Deux options : soit on prend des ferments lactiques en supplémentation (certaines souches comme les *Lactobacillus gasseri*, pris sous forme de cure, à raison d'1 à 2 gélules par jour, amélioreraient le microbiote intestinal et soulageraient d'autres symptômes liés au stress comme la nervosité, l'insomnie) ; soit on en consomme plusieurs fois par semaine dans les aliments fermentés comme le yaourt, le kéfir, le tempeh, le kombucha, le miso, la choucroute…

4. Envoyez le stress au tapis avec une activité feel good

Privilégiez une activité hyper relaxante comme le yoga (voir pages suivantes) ou tout autre passe-temps DIY (tricot, atelier pâtisseries, mandalas…).

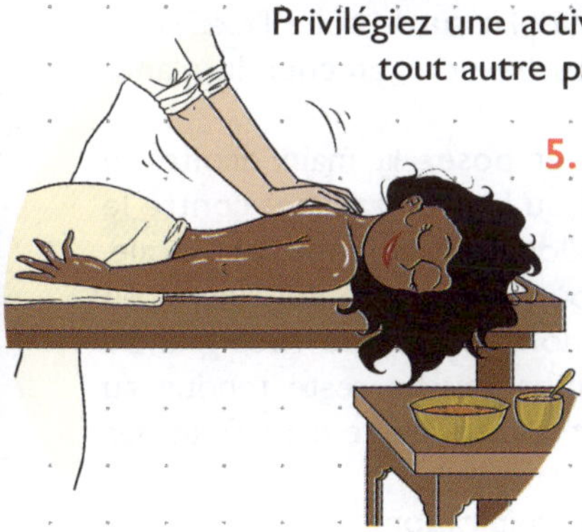

5. Ralentissez au quotidien

La slow life, qui invite à se laisser vivre, n'a jamais eu autant de sens. Goûtez-y !

6. Fuyez les régimes !

Les diètes amaigrissantes et les privations associées génèrent un stress pour le corps et un sentiment de frustration qui conduit à manger plus (le fameux effet yoyo) et à stocker davantage.

Mon yoga du ventre : 3 postures de détente

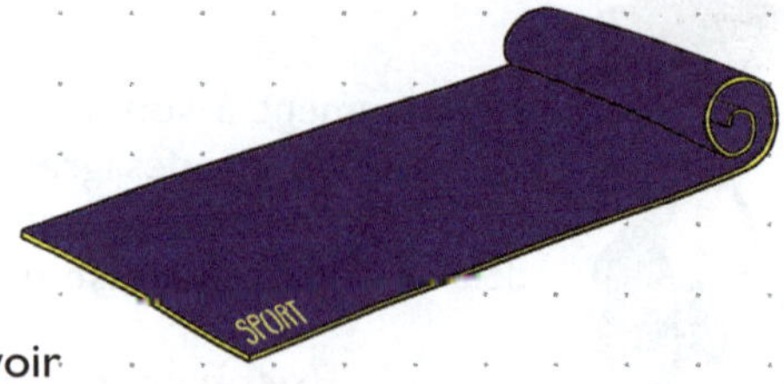

En invitant à se connecter à sa respiration et à son corps par des postures, le yoga a un formidable pouvoir sur la gestion des émotions. Sur son tapis, on apprend à calmer les agitations du mental, les tensions et le stress, bref, à lâcher prise et à se détendre… enfin ! Certaines postures (ou *asanas* en sanskrit) en particulier contribuent à dénouer les intestins, à favoriser la digestion, à soulager les maux de ventre, en plus d'insuffler de la détente. À vous de jouer avec ces 3 postures !

Quand les réaliser ? Lors de vos jours off ou bien les jours de training. Vous pouvez pratiquer par exemple le matin après la douche et avant le petit déjeuner pour booster le transit, le soir pour vous recentrer et relâcher les tensions avant le coucher, ou encore à tout moment de la journée (à éviter après manger pour ne pas perturber l'*agni*, le feu digestif), quand vous ressentez le besoin de vous détendre ou en cas d'inconfort intestinal. Si vous les pratiquez régulièrement, vous constaterez les effets puissants de ces asanas sur votre corps et votre mental.

Comment ?

Maintenez chaque posture durant 3 à 5 respirations (ou plus si besoin), en en faisant une seule ou en les enchaînant… C'est vous qui décidez, il n'y a pas de règle, hormis d'être à l'écoute de vos besoins du moment et de vous faire du bien.

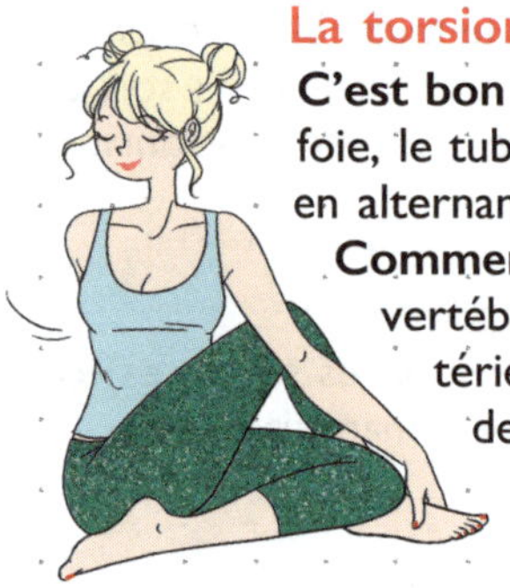

La torsion assise

C'est bon pour : lutter contre la constipation, décongestionner et stimuler le foie, le tube digestif et les reins grâce à la compression de la moitié du ventre en alternance.

Comment faire ? Assise au sol, les jambes tendues devant vous, la colonne vertébrale étirée. Repliez la jambe droite et placez le genou droit à l'extérieur du genou gauche. Le pied droit est à plat sur le sol à l'extérieur de la cuisse gauche. Repliez la jambe gauche pour amener la plante de pied vers le fessier droit.

Placez le bras droit derrière le dos et posez la main droite en appui sur le sol. Placez le bras gauche (ou la main gauche) contre le genou droit et serrez le genou contre votre poitrine. Inspirez, allongez la colonne vertébrale. Expirez, tournez le dos vers la droite en tirant toujours le genou droit vers la poitrine et en pressant la main droite en appui dans le sol. À chaque inspiration, essayez de vous grandir un peu plus, à chaque expiration, accentuez la torsion. La jambe gauche reste tendue au sol. Dirigez le regard le plus loin possible derrière vous, gardez la tête droite dans l'axe des épaules et les fessiers ancrés dans le sol.

Restez pour 3 à 5 respirations (1 respiration = 1 inspiration, 1 expiration).

Ensuite, inspirez et revenez au centre. Faites la même chose de l'autre côté (jambe droite étendue devant vous et genou gauche replié à l'extérieur du genou droit).

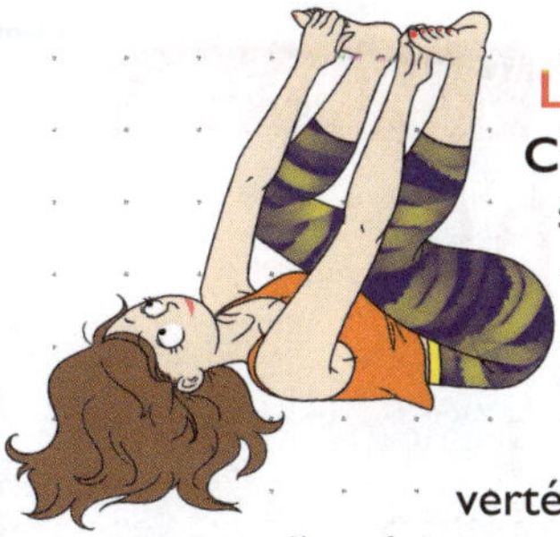

Le bébé heureux

C'est bon pour : détendre le ventre, calmer les agitations du mental, se recentrer.

Comment faire? En position allongée dos au sol, la nuque et les épaules relâchées sur le tapis. Amenez les deux genoux pliés contre la poitrine. Saisissez le bord du pied gauche avec la main gauche et le bord du pied droit avec la main droite. En gardant la colonne vertébrale étalée sur le tapis, tirez sur les pieds et ouvrez les talons vers l'extérieur comme pour repousser les murs. Fermez les yeux si vous en ressentez le besoin. Bercez-vous doucement de droite à gauche.

Prenez 5 belles respirations profondes et naturelles et observez les effets apaisants de cette posture.

La libération des vents

C'est bon pour : apaiser les maux de ventre, libérer les gaz, masser le plexus solaire et combattre l'anxiété.

Comment faire? Allongée dos sur le tapis, la tête droite dans l'alignement de la colonne, repliez la jambe droite et attirez le genou droit vers la poitrine. La colonne vertébrale reste étendue sur le tapis de toute sa longueur. Repliez ensuite la jambe gauche et attirez le genou gauche vers la poitrine. Les deux cuisses sur le ventre, enlacez les genoux avec les avant-bras de façon à comprimer fermement l'abdomen avec les cuisses. Décollez la tête et le haut des épaules et amenez le menton en direction des genoux.

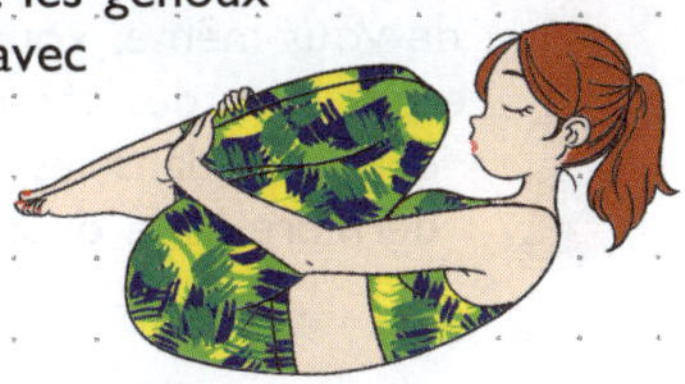

Respirez profondément 5 fois de suite en gardant la posture, puis reposez la tête et les épaules au sol. Le dos reste entièrement connecté au tapis.

Mon massage du ventre à l'huile essentielle de coriandre, digestive et détoxifiante

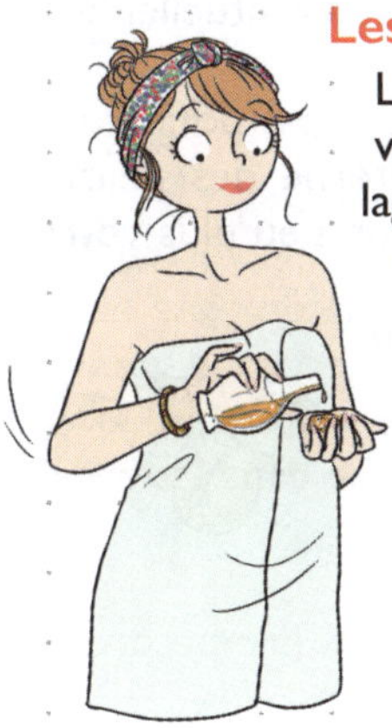

Les bienfaits

L'huile essentielle de coriandre (*Coriandrum sativum*), diluée avec de l'huile végétale, est conseillée en massage du ventre. Elle est indiquée pour soulager les troubles digestifs, en cas de ballonnements, d'aérophagie, de gaz, d'indigestion, de digestions lentes. Ce moment de bien-être et de pleine conscience concourt également à vous détendre!

Comment je m'y prends?

Diluez 1 goutte d'huile essentielle de coriandre dans 4 gouttes d'huile végétale (amande douce, jojoba, abricot, argan…). Après le repas, appliquez la préparation huileuse en massages légers sur le ventre dans le sens des aiguilles d'une montre.

Chapitre 5

Semaines 5 et 6

Je dessine mes abdos en mode warrior !

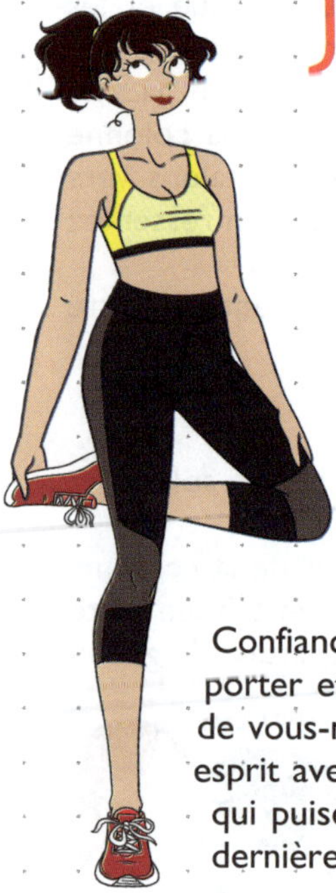

« Ce qui me fait constamment avancer, ce sont mes objectifs. » Dans ce troisième round décisif, ces mots du géant du ring Mohamed Ali vont résonner en vous comme un bol tibétain et faire ressortir votre potentiel de championne ! Tenez bon, vous n'êtes plus qu'à quelques mètres de votre objectif abdos sculpt ! Dans ces 2 dernières semaines, vous allez escalader des sommets d'intensité avec une combativité sans faille. Confiance, dépassement de soi et motivation sont les trois mots clés qui vont vous porter et vous rendre invincible jusqu'à la ligne d'arrivée. Pour donner le meilleur de vous-même, vous allez faire le plein d'énergie, ressourcer votre corps et votre esprit avec des soins green et ayurvédiques, cette médecine traditionnelle indienne qui puise dans les richesses de la nature. Prête à repousser vos limites sur cette dernière ligne droite ?

Mon planning abdos sculpt

Au programme, 3 séances d'abdos inspirées de la haute intensité et de la boxe fitness qui vont défier vos capacités physiques et mentales. Vous allez entrer dans la zone rouge ! Pour un max de challenge, certains exercices du premier circuit abdo fight peuvent éventuellement être réalisés avec des haltères.
Cerise sur le muffin, chaque vendredi, une séance de Tabata abs tombe à pic pour vous pousser dans vos retranchements. Ce type de programme HIIT, qui alterne des phases d'efforts courts à haute intensité et de courtes récupérations, va affermir un peu plus votre résistance mentale.
Le dimanche, en option, vous ferez redescendre l'énergie et continuerez à travailler en douceur votre core lors d'une 4e séance yoga abs. Ce flow (enchaînement) ciblé sur vos abdos et le lâcher-prise conjugue la force et la souplesse du yoga pour conclure en beauté votre programme. Vous allez être fière de vous !

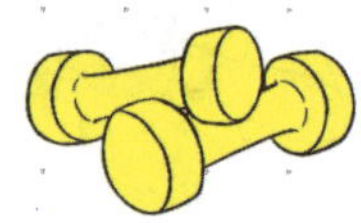

Mon planning des semaines 5 et 6

Semaines 5 et 6	
Lundi	**Circuit 1 :** abdos fight (voir p. 74) Matériel possible : haltères de 2 kg chacune (ou bouteilles de 1 à 1,5 litre)
Mardi	**Récup'** (30 min marche rapide ou vélo ou running léger)
Mercredi	**Circuit 2 :** strong abs (voir p. 76)
Jeudi	**Récup'** (30 min marche rapide ou vélo ou running léger)
Vendredi	**Circuit 3 :** Tabata abs (voir p. 78)
Samedi	**Récup'** (30 min marche rapide ou vélo ou running léger)
Dimanche	**Circuit 4 en option :** yoga abs (voir p. 80)

Ma séance en un clin d'œil

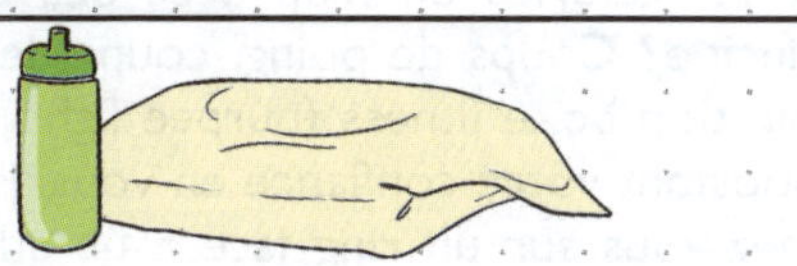

Je m'échauffe : 5 min (voir p. 26)

Je m'entraîne

Pour les circuits 1 et 2, 4 séries de 5 exercices en 22 min (intermédiaire), en 27 min (confirmé).

Pour le circuit 3, le Tabata, 5 séries de 4 exercices en 13 min (intermédiaire), 6 séries de 4 exercices en 15 min (confirmée). Dans le circuit 3, les durées sont réduites pour respecter le format Tabata (HIIT sur le rythme 20/10) donc donnez-vous à 200 % dans les exercices !

Je m'étire et récupère juste après la séance : 5 min (voir p. 27)

Soit une séance complète de 32 à 37 min pour les circuits 1 et 2 et entre 23 et 25 min pour le circuit 3, selon votre niveau et votre forme, à réaliser 1 fois par semaine durant les 2 prochaines semaines.

Mes temps d'effort

No limit ! Pour cette dernière étape de votre programme, vous êtes toutes désormais des abdo-girls suffisamment entraînées pour vous frotter à des niveaux d'intensité supérieure. C'est pourquoi le niveau « débutante » disparaît au profit des seuls niveaux « intermédiaire » et « confirmée ». *You can dot it !*

Pour les circuits 1 et 2

Niveau 1 Intermédiaire	Niveau 2 Confirmée
◦ 45 s d'effort / 15 s de repos ◦ Réalisez 4 tours / 1 min de repos entre chaque tour	◦ 60 s d'effort / 15 s de repos ◦ Réalisez 4 tours / 1 min de repos entre chaque tour

Pour le circuit 3

NIVEAU 1 INTERMÉDIAIRE	NIVEAU 2 CONFIRMÉE
○ 20 s d'effort / 10 s de repos ○ Réalisez 5 tours / 1 min de repos entre chaque tour	○ 20 s d'effort / 10 s de repos ○ Réalisez 6 tours / 1 min de repos entre chaque tour

Circuit 1 : abdos fight

L'objectif de ce 1er circuit

Envoyez valdinguer les calories en trop avec des exercices abdos et cardio inspirés du cardio fight ! Le principe ? Coups de poing, coups de pied…, vous enchaînez les frappes et mouvements d'inspiration boxe fitness (burpee fight, fente kick) avec pour seule mission de vous dépasser en boostant votre confiance en vous. Pour entrer dans la peau d'une boxeuse invulnérable, imaginez-vous sur un ring face à un adversaire ou un sac de frappe. Cela va vous aider à ne rien lâcher !

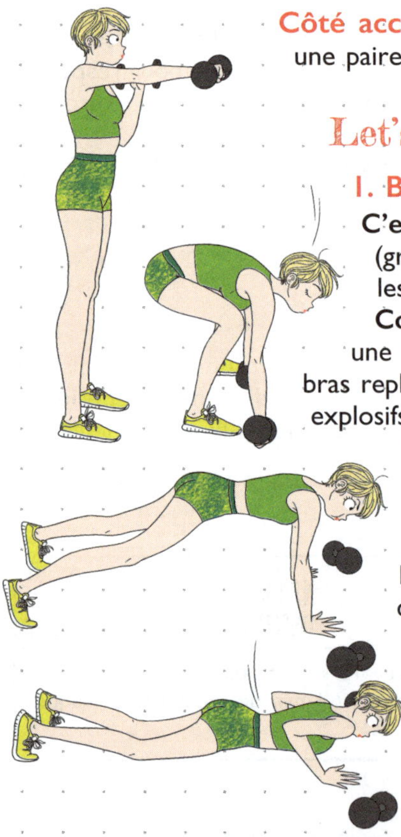

Côté accessoires : certains exercices peuvent être réalisés avec une paire d'haltères de 2 kg ou 2 bouteilles d'eau (1 ou 1,5 litre).

Let's go !

1. Burpee fight (avec ou sans haltères)

C'est bon pour : pousser le cardio, enflammer ses abdos (grand droit, transverse), augmenter son endurance, dessiner les épaules, les cuisses et les fessiers.

Comment faire ? Debout en position strong, un haltère ou une bouteille d'eau dans chaque main (ou sans accessoires), bras repliés le long des côtes, envoyez 4 punchs (coups de poing) explosifs devant vous, les mains à hauteur de vos yeux. Puis pliez les genoux pour descendre en squat, posez les haltères au sol (si vous en avez), et faites un burpee : sautez en planche bras tendus, mains sous les épaules, réalisez une pompe. Sautez pour revenir en squat, pieds espacés plus large que le bassin. Reprenez les haltères et remontez debout en position strong. Répétez l'exercice : 4 directs, squat et burpee.

Sur les directs, imaginez frapper le menton de votre adversaire.

Sur le burpee, gardez les abdos serrés et déposez en premier les mains au sol pour sauter en planche. Soufflez bien.
Option soft : enlevez la pompe sur le burpee.
Option strong : réalisez 2 burpees à la suite avant de revenir debout.

2. Capoeira fente kick

C'est bon pour : galber les jambes, faire trembler les abdos (le grand droit), bosser le cardio.
Comment faire ? Debout en position strong, faites un grand pas en diagonale à droite avec la jambe droite, en ouvrant les bras à droite : la jambe droite est devant et la jambe gauche derrière. Puis fléchissez les deux genoux en fente : le genou avant se plie à 90 degrés, genou au-dessus de la cheville, le genou arrière descend vers le sol. Puis, de la jambe arrière, envoyez un puissant coup de pied en avant en poussant jusqu'au talon. La jambe avant ne bouge pas sur le kick. Replacez la jambe gauche en arrière et même exercice de l'autre côté : déplacez-vous sur le côté gauche, la jambe gauche passe devant, jambe droite en arrière (bras ouverts sur la gauche), pliez les genoux en fente et envoyez un kick.
Sur le kick, imaginez viser le ventre de votre adversaire. Penchez le buste légèrement vers l'arrière en serrant vos abdos. Soufflez bien !
Option strong : touchez le sol avec le genou en fente et accélérez les déplacements en restant le plus bas possible et les jambes fléchies.

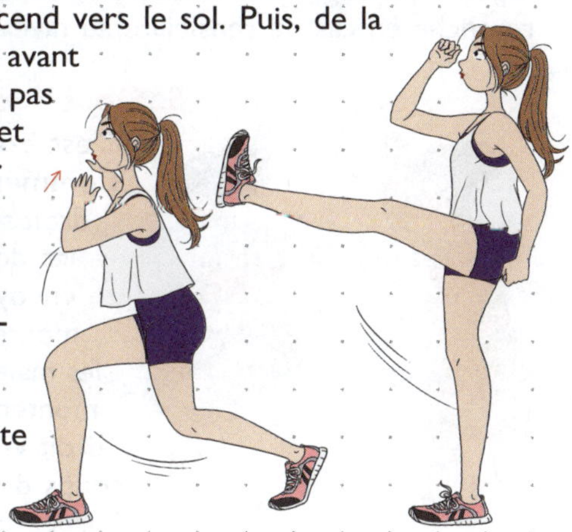

3. Uppercuts + jack (avec ou sans haltères)

C'est bon pour : entraîner le cardio et dégommer le gras des obliques.
Comment faire ? Debout en position strong, les bras repliés le long des côtes, haltère ou bouteille d'eau dans chaque main (ou poing serré sans accessoire). Réalisez 4 uppercuts explosifs : enroulez rapidement l'épaule droite et envoyez le coude droit du bas vers le haut en diagonale puis le coude gauche. Puis faites 2 jacks : ouvrez et fermez les pieds en sautant avec les genoux ouverts vers l'extérieur. Continuez en jouant sur la vitesse, et gardez les pieds bien ancrés dans le sol. Une posture stable et ancrée ajoute de la puissance dans vos coups.

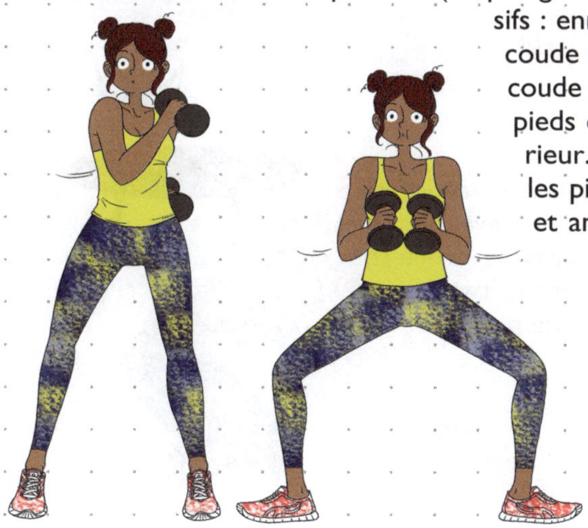

Imaginez frapper le menton de votre adversaire sur les 4 uppercuts.
Option soft : remplacez les jacks par 2 squats rapides.
Option strong : mettez plus d'amplitude dans vos uppercuts en partant de plus bas avec le coude : vous engagerez davantage vos obliques !

4. Crunch et punchs obliques

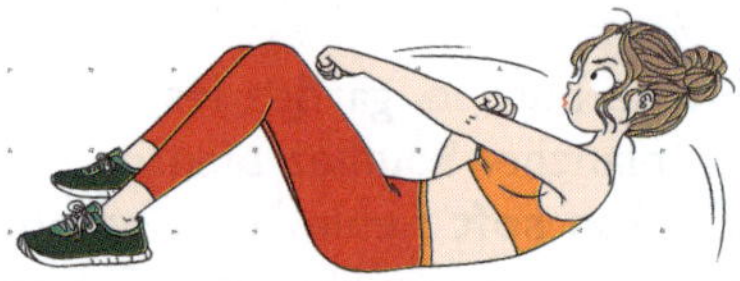

C'est bon pour : l'ensemble de la sangle abdominale (grand droit, obliques et transverse).

Comment faire ? Allongée sur le dos, tête et épaules au sol, les genoux fléchis et les pieds au sol. Les bras sont repliés, les mains proches des oreilles et les poings serrés. Le nombril est aspiré vers la colonne vertébrale. Décollez la tête et le haut des épaules et envoyez 4 coups de poing très rapides et alternés en diagonale (gauche-droite-gauche-droite) en visant l'extérieur de chaque genou. Ramenez la tête et les épaules au sol et recommencez rapidement. Soufflez bien sur les punchs !

Option strong : même exercice mais avec des haltères ou bouteilles d'eau. À éviter en revanche en cas de sensibilité au niveau des cervicales.

5. Double coup de genou muay thaï

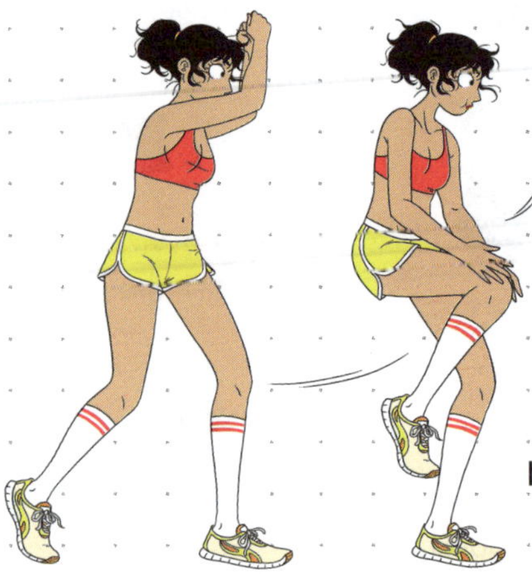

C'est bon pour : vous défouler, mettre KO vos obliques.

Comment faire ? Debout en position strong, ouvrez le pied droit sur le côté droit, penchez-vous sur la droite. Entrelacez les doigts des mains, montez les bras sur le côté droit et envoyez 2 coups de genou explosifs : le genou gauche monte vers l'épaule droite : tirez le genou vers les mains et les mains vers le genou. Même chose de l'autre côté, les bras montent sur le côté gauche et envoyez 2 coups du genou droit vers l'épaule gauche. Continuez en réalisant des double coups de genou rapides à la force de vos abdos.

Gardez les abdos serrés et soufflez sur les coups de genou. Imaginez frapper l'estomac de votre adversaire.

Option strong : réalisez un saut sur les double coups de genou. Plus d'explosivité, plus de cardio !

Circuit 2 : strong abs

L'objectif de ce 2e circuit

Vous allez devenir la reine du gainage en travaillant votre coordination et vous allez faire frémir votre core avec des combos d'exercices en mode commando inspirés du cross-training (comme l'ours twist kick et la planche twist). Accrochez-vous et gardez le smile, vous devenez de plus en plus forte à chaque exercice !

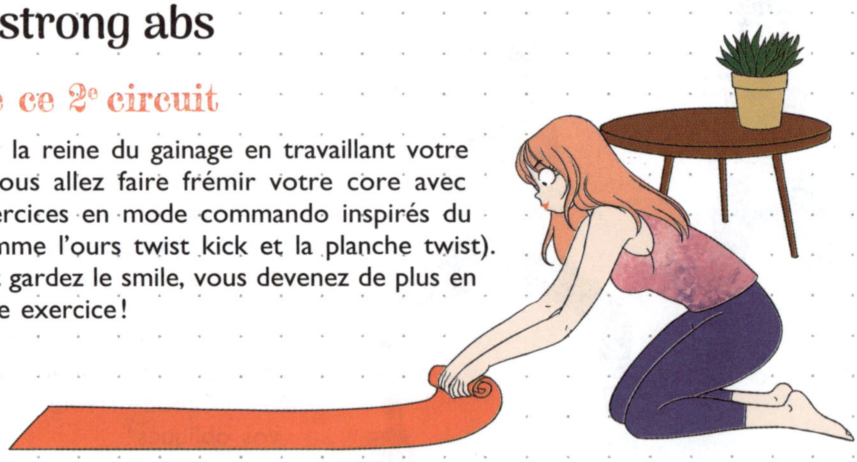

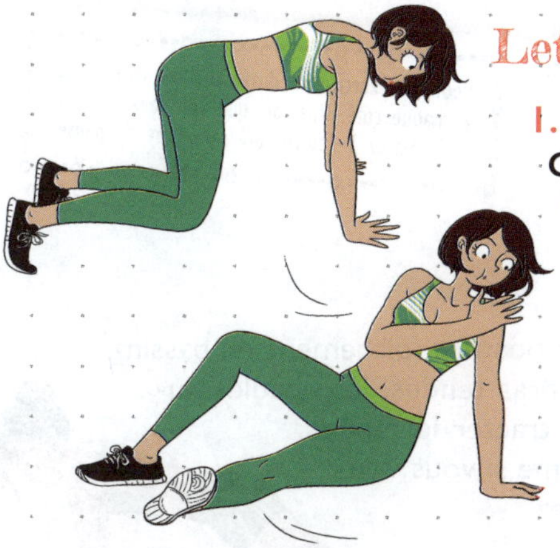

Let's go!

1. Ours twist kick

C'est bon pour : raffermir toute la sangle abdominale, renforcer vos épaules et vos cuisses.

Comment faire ? À quatre pattes, placez-vous en position de l'ours : les mains sous les épaules, les genoux sous les hanches et décollés au ras du sol. Les abdos sont contractés (ventre rentré). La nuque est longue (regard vers l'avant des mains). Décollez la main gauche et la jambe droite et, en même temps, pivotez tout le corps d'un seul bloc sur le côté gauche. Vous êtes en appui sur la main droite et le pied gauche au sol. Dépliez la jambe droite et faites un kick (donnez un coup de pied) en tapant de la main gauche l'épaule droite.
Revenez en position de l'ours et changez de côté. La main droite se soulève, pivotez sur le côté droit et, en appui sur la main gauche et le pied droit, dépliez la jambe gauche en tapant l'épaule gauche de la main droite.
Gardez le corps gainé et conservez les alignements de l'ours (genoux fléchis, bassin aligné avec les épaules) même en instabilité.
Option strong : accélérez en gardant votre posture. Pouvez-vous garder l'équilibre ?

2. Spider plank

C'est bon pour : le transverse, les bras et les épaules.
Comment faire ? En position de planche bras tendus, avancez en même temps la main droite et le pied gauche (pour cela, pliez le coude gauche).
Reculez pour revenir en position de planche mains sous les épaules et inversez : avancez la main gauche et le pied droit.
Continuez ce mouvement en gardant le corps gainé.
Soufflez bien.
Option strong : pliez les deux coudes sur la planche araignée.

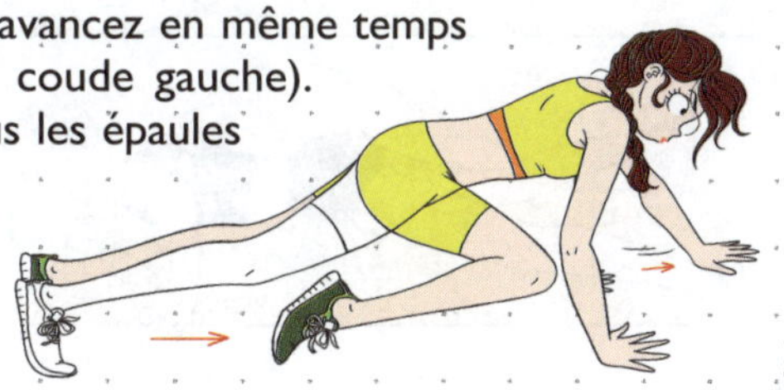

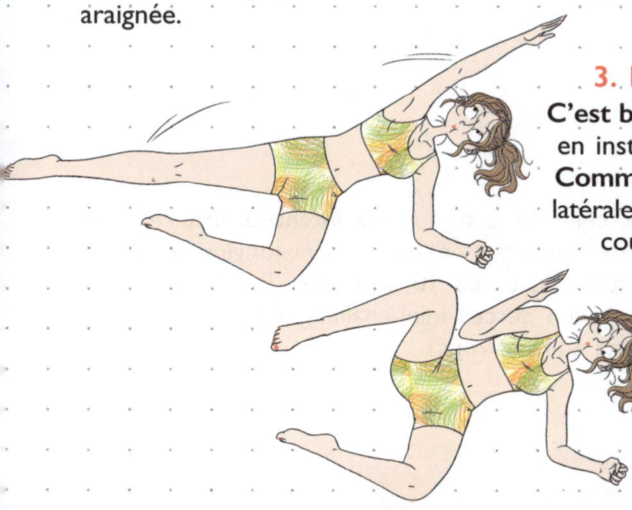

3. Planche latérale coude-genou

C'est bon pour : affiner la taille, travailler le gainage en instabilité.

Comment faire ? Placez-vous en position de planche latérale : de profil, l'avant-bras droit posé au sol, le coude sous l'épaule, le genou droit au sol et le bassin décollé. Les abdos sont serrés. Placez le bras gauche au-dessus de la tête. Décollez la jambe gauche et amenez simultanément le coude vers le genou et le genou vers le coude. Puis revenez en

position de départ, bras à l'avant, jambe gauche tendue et décollée. Et repartez. Soufflez bien en amenant le coude vers le genou.
Option strong : même exercice mais avec le bras d'appui tendu en planche latérale et pourquoi pas, le genou décollé du sol !

Pour cet exercice, la durée d'effort correspond à chaque côté. Une fois que vous avez fini un côté, passez à l'autre côté sans faire de pause.

4. Planche twist bassin

C'est bon pour : le gainage, la résistance musculaire, la posture (placement du bassin).
Comment faire ? Placez-vous en position de planche bras tendus, les épaules au-dessus des poignets. Le nombril est absorbé pour contracter les abdos. Pivotez lentement le bassin d'un côté et de l'autre comme si vous vouliez toucher le sol avec une hanche puis l'autre. Contrôlez le mouvement et tenez la posture sans cambrer le bas du dos. Restez bien gainée !
Option strong : accélérez le mouvement en restant parfaitement gainée !

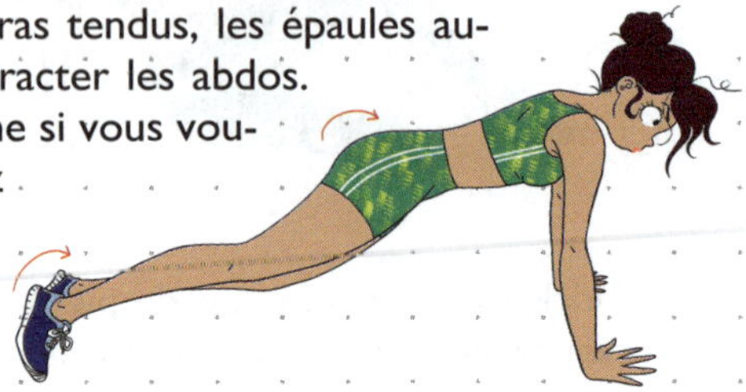

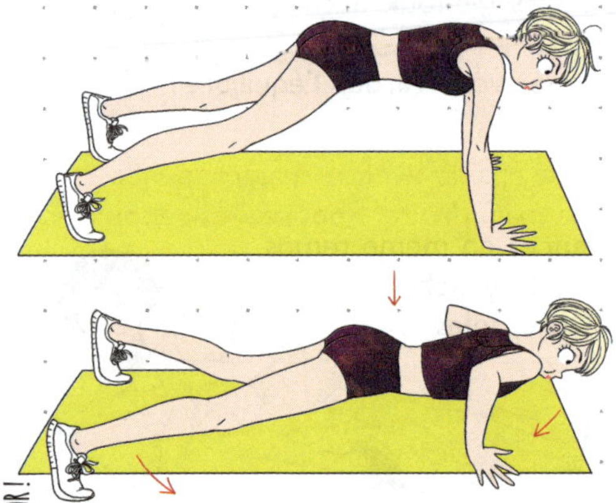

5. Pompe étoile

C'est bon pour : les abdos, les épaules, les pectoraux, les triceps, et la confiance en soi !
Comment faire ? Placez-vous en position de planche bras tendus, mains sous les épaules, pieds espacés largeur de bassin. Le corps est gainé. Ouvrez sur le côté et posez au sol le pied gauche et le bras gauche simultanément, puis faites une pompe en fléchissant les deux bras. Revenez en planche bras tendus et changez de côté : pompe à droite en ouvrant le bras droit et la jambe droite. Soufflez bien.
Option strong : sautez en pompe jack : les bras et les jambes s'ouvrent, et en même temps pliez les coudes.

Circuit 3 : Tabata abs

L'objectif de ce 3e circuit

No limit! Vous pénétrez dans la zone rouge, celle de la très haute intensité. Inspiré de la méthode HIIT, ce Tabata va mettre vos abdos sur le gril en vous faisant jongler entre des efforts intenses de 20 secondes et de courtes pauses de 10 secondes. Pas le temps de récupérer ni de réfléchir, vous foncez dans chacun de ces mini-challenges avec un objectif en ligne de mire : tout donner. Lâchez-vous et amusez-vous !

Let's go!

1. Plank universe

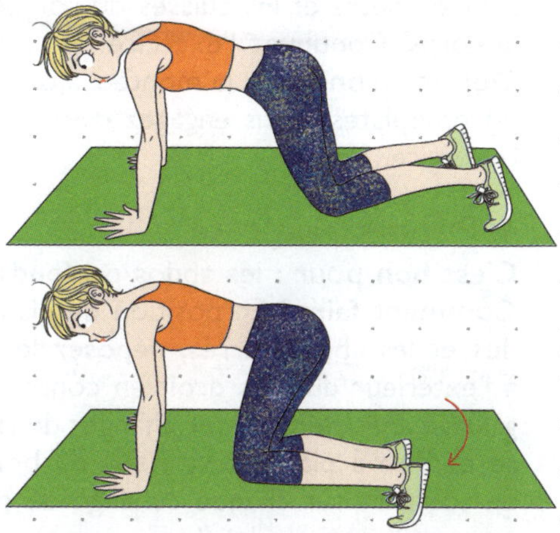

C'est bon pour : tester la force de ses abdos, le gainage, le cardio.
Comment faire? Placez-vous en position de planche bras tendus. Le corps est gainé, les abdos contractés et les pieds parallèles. Sans bouger les mains, réalisez un saut sur le côté droit, pieds joints, en pliant les genoux. Revenez en sautant au centre, puis sautez à gauche. Continuez ces déplacements en sautant, sans bouger le haut du corps.
Option strong : enchaînez les sauts le plus vite possible sans marquer de pause!

2. Pompe + planche tape-épaules

C'est bon pour : le gainage, tout le haut du corps (pectoraux, épaules, triceps, abdos) et la coordination.
Comment faire? Placez-vous en position de pompe : les mains ouvertes largeur épaules, poitrine sur la ligne des mains, les deux genoux au sol le plus loin possible de la poitrine. Pliez les coudes en les ouvrant vers l'extérieur et descendez la poitrine vers le sol (jusqu'à hauteur des coudes), remontez en repoussant le sol sur l'expiration.
Décollez les genoux pour venir en planche et tapez chaque épaule avec la main opposée : l'épaule droite avec la main gauche et l'épaule gauche avec la main droite. Reposez les genoux au sol et reprenez l'exercice : pompe, puis planche tape-épaules.
Option strong : décollez les genoux du sol durant tout l'exercice et amenez la poitrine plus bas sur la pompe.

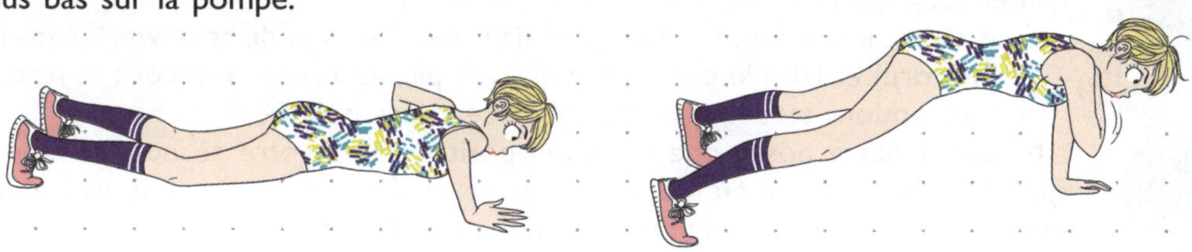

3. Spider plane

C'est bon pour : renforcer le core (muscles profonds du dos, alliés de la sangle abdominale), augmenter la force musculaire.

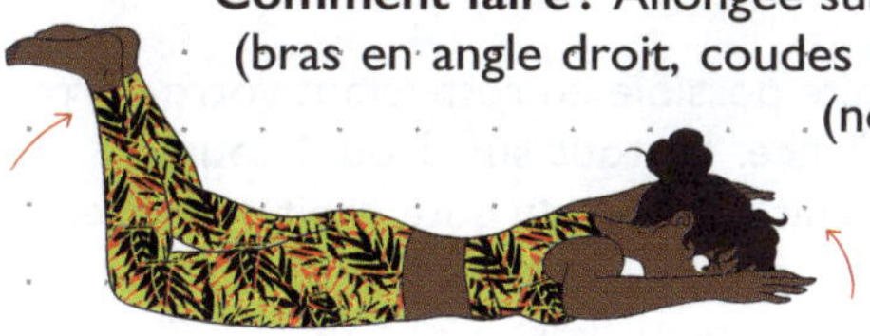

Comment faire? Allongée sur le ventre, les bras ouverts sur le côté en chandelier (bras en angle droit, coudes fléchis alignés avec les épaules), les abdos contractés (nombril aspiré vers la colonne). Les genoux sont fléchis et légèrement ouverts vers l'extérieur, les talons collés l'un contre l'autre. En soufflant, décollez le

haut du buste et les cuisses du sol. Seul le pubis reste en contact avec le sol. Puis reposez le corps. Continuez l'exercice en restant bien gainée.
Option strong : sur la montée, ajoutez un tirage de coudes vers l'arrière en resserrant les omoplates. Vous engagez davantage le haut du dos et ajoutez de l'intensité à l'exercice.

4. Planche pied côté

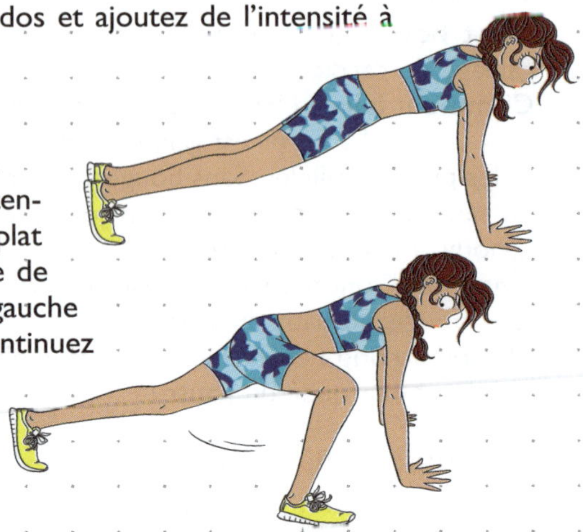

C'est bon pour : les abdos profonds, les obliques.
Comment faire ? En position de planche les bras tendus et les abdos serrés, déposez le pied droit à plat à l'extérieur du bras droit en contrôlant la posture de gainage. Puis sautez pour changer de jambe, le pied gauche se dépose à plat à l'extérieur du bras gauche. Continuez en soufflant sur chaque échange de pied et sans creuser le bas du dos (dos neutre).
Option strong : accélérez le rythme. Combien pouvez-vous en enchaîner sans marquer de pause ?

Circuit 4 bonus : yoga abs

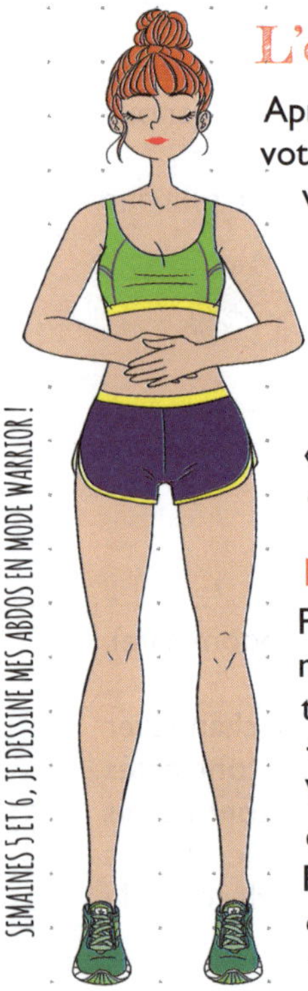

L'objectif de ce 4e circuit

Après les gros efforts fournis, on va calmer le jeu niveau intensité. Centrée sur votre tapis, pieds nus et totalement connectée à votre corps, votre souffle et vos mouvements, vous allez vous laisser porter dans un flow (enchaînement) yin et yang qui va engager vos abdos profonds.

Vous allez cultiver force et flexibilité dans ces postures de core work (travail sur le core) et faire le plein d'énergie. Les plus motivées pourront se tester sur les options strong proposées sur certaines postures !

N'hésitez pas à poser une intention positive pour votre séance, comme : « Je cultive la confiance en moi » ou : « Je souris à la vie »… Et remerciez-vous en fin de circuit pour avoir pris soin de vous. *Namaste !*

Exit le chrono ! On se drive avec le souffle

Pour conserver l'esprit du yoga, vous synchroniserez votre respiration sur le mouvement : vous inspirerez et expirerez par le nez profondément et vous tiendrez chacune des postures sur 3 respirations (1 respiration = 1 inspiration + 1 expiration).
Vous les enchaînerez avec le plus de fluidité possible en respectant votre corps et en acceptant ses limites avec bienveillance. Le tout sur 3 ou 4 tours.
Pour faire un tour complet, réalisez le circuit complet du côté droit + le circuit complet du côté gauche : chien à 3 pattes avec la jambe droite en l'air, fente twist à droite, planche latérale à droite et bateau twist à droite.

Let's go !

1. Chien tête en bas

C'est bon pour : étirer le dos, les jambes, réveiller le corps.

Comment faire ? En position de quatre pattes, épaules au-dessus des poignets, genoux au-dessus des hanches, genoux espacés largeur de bassin. Les bras sont tendus, le dos en position neutre, les abdos et le périnée engagés.

Crochetez les orteils dans le sol, décollez les genoux du sol et envoyez les fessiers vers le plafond en poussant fortement dans les mains. Essayez de rapprocher les talons du sol. Contractez les muscles des jambes et allongez la colonne vertébrale de manière à former un V inversé avec le corps. Si besoin, pliez les genoux. La nuque est relâchée. Pour étirer votre corps en douceur, n'hésitez pas à plier et déplier un genou après l'autre.

Restez ainsi le temps de 3 respirations.

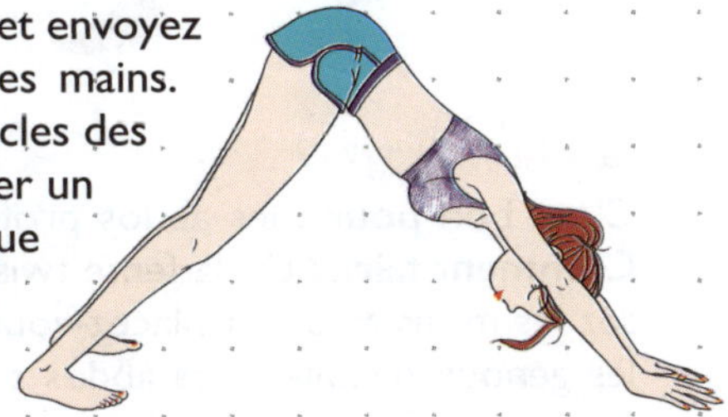

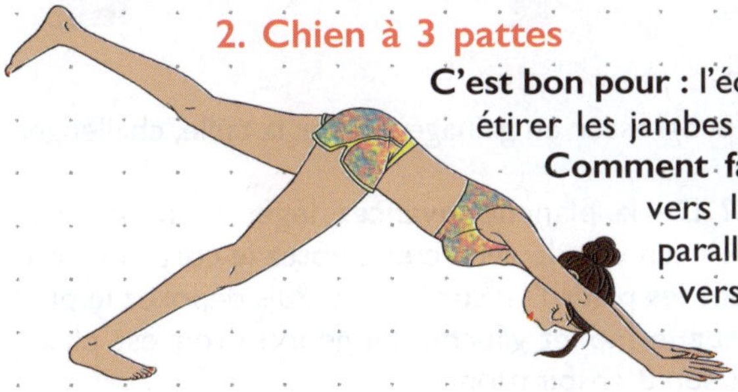

2. Chien à 3 pattes

C'est bon pour : l'équilibre, développer sa force dans les épaules, étirer les jambes et le dos.

Comment faire ? En inspirant, montez la jambe droite vers le ciel. Gardez les épaules et les hanches parallèles au sol, les orteils du pied droit dirigés vers le sol. Les bras restent tendus, les abdos bien engagés.

Restez ainsi 3 respirations.

3. Planche genou-coude

C'est bon pour : renforcer les abdos profonds et les obliques, les bras.

Comment faire ? Partez de la position précédente (chien à 3 pattes).

En expirant, transférez le poids du corps vers l'avant, amenez le genou droit en diagonale vers le coude gauche. Vos épaules sont au-dessus des poignets et votre corps est parallèle au sol. Restez gainée.

Restez ainsi 3 respirations.

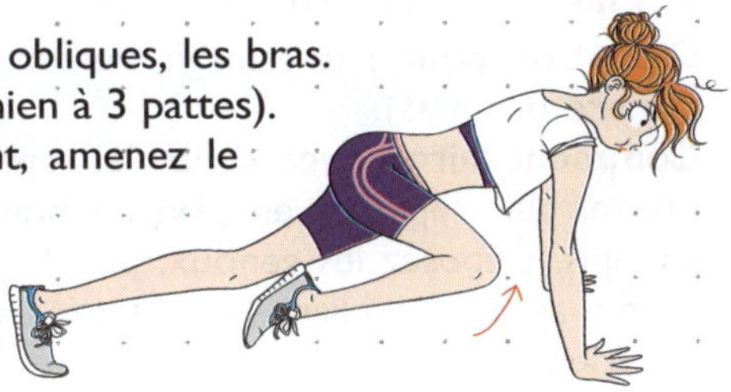

4. Fente twist

C'est bon pour : étirer la colonne vertébrale en torsion, engager les obliques, étirer le quadriceps (avant de la cuisse) et les muscles fléchisseurs de hanche.

Comment faire ? De la planche genou-coude et sans reposer le pied au sol, inspirez et repoussez la jambe droite vers le ciel, revenez en chien à 3 pattes. Expirez et glissez le poids du corps vers l'avant, puis posez le pied droit entre les deux mains au sol. Déposez le genou gauche au sol. Le genou droit est au-dessus de la cheville. Décollez les mains

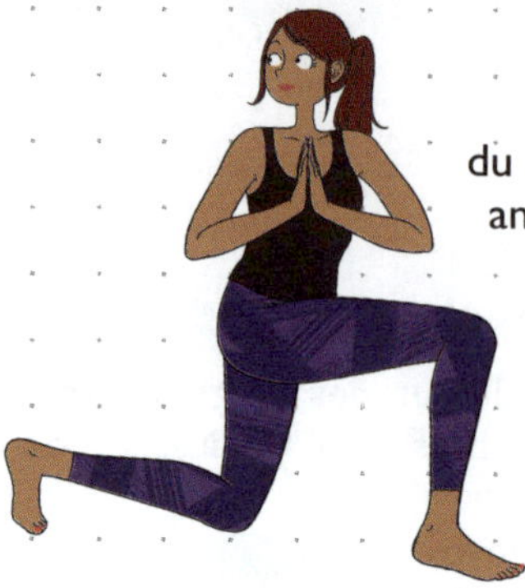

du sol, redressez le buste (colonne étirée, ouvrez la poitrine), amenez vos mains jointes devant la poitrine. Pivotez le buste du côté droit.

Pour accentuer l'étirement du quadriceps et du fléchisseur de hanche, poussez un peu plus la hanche gauche vers l'avant. Restez sur 3 respirations.

Option strong : décollez le genou gauche du sol sur la fente twist et tendez la jambe.

5. Planche

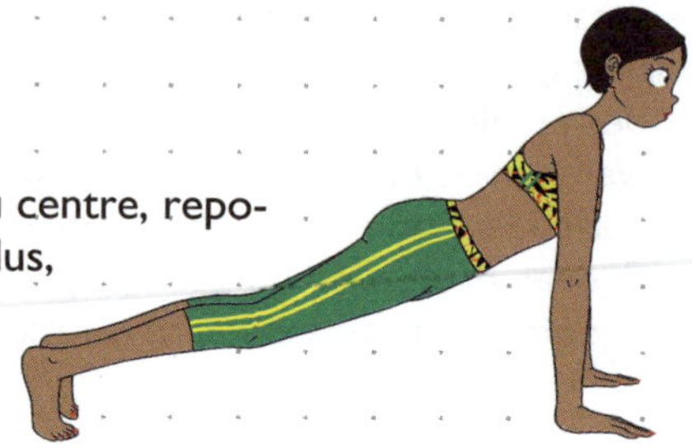

C'est bon pour : les abdos profonds, les bras.
Comment faire ? De la fente twist, replacez le buste au centre, reposez les mains au sol et placez-vous en planche bras tendus, les genoux décollés. Les abdos sont toujours serrés. Restez sur 3 respirations.

6. Planche latérale genou plié

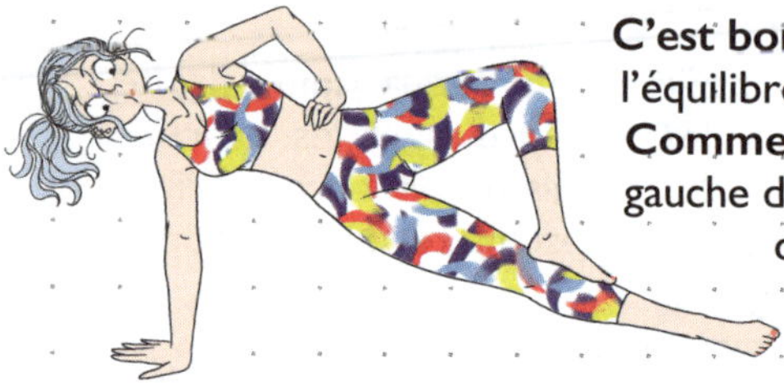

C'est bon pour : progresser en gainage, affiner la taille, challenger l'équilibre.
Comment faire ? De la planche, avancez légèrement la main gauche d'une demi-main vers le centre et pivotez le corps du côté droit. Posez les pieds l'un sur l'autre. Puis déposez le pied droit sur le mollet gauche. Le genou droit est plié. Tenez sur 3 respirations.

7. Planche cobra mains décollées

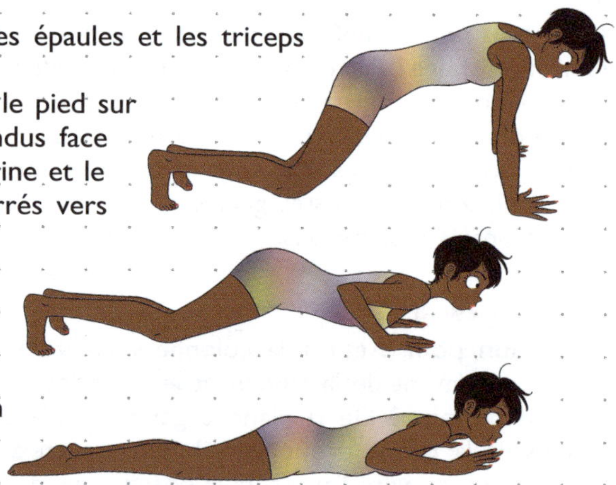

C'est bon pour : le gainage, renforcer les épaules et les triceps (arrière des bras).
Comment faire ? Avec contrôle, reposez le pied sur l'autre, puis repassez en planche bras tendus face au tapis. Déposez les genoux, puis la poitrine et le ventre au sol en pliant les coudes, resserrés vers l'intérieur.
Une fois complètement au sol et les pieds au sol, les coudes toujours repliés, décollez les mains et tenez sur 3 respirations. Ouvrez la poitrine, tirez les épaules vers l'arrière, gardez la nuque longue (regard loin devant vous). Le nombril est aspiré vers la colonne, les abdos fortement engagés.

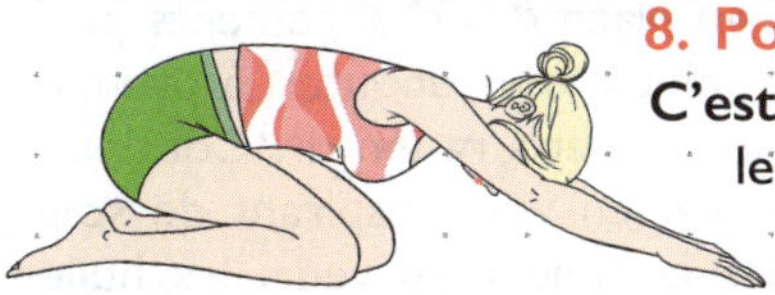

8. Posture de l'enfant

C'est bon pour : se relaxer, calmer le corps et le mental, masser les organes.

Comment faire ? Sortez tranquillement de la posture de la planche cobra : replacez les mains au sol et repoussez les fessiers vers l'arrière sur les talons et déposez le front au sol. Les bras sont étirés devant vous au sol ou reposent le long du corps (n'hésitez pas à ouvrir un peu plus les jambes pour plus de confort).
Laissez vos épaules et votre nuque se relâcher. Inspirez et expirez tranquillement. Abandonnez-vous un instant dans cette posture en oubliant ce qui vous entoure.

9. Posture du bateau

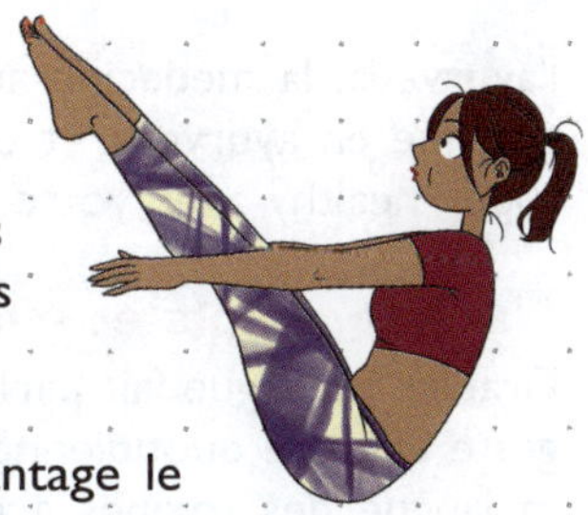

C'est bon pour : développer l'équilibre, les abdos profonds.
Comment faire ? Remontez sur les genoux et placez-vous allongée sur le dos, les jambes pliées, les pieds au sol largeur bassin. Inspirez et redressez-vous en posture du bateau : décollez les pieds du sol, en équilibre sur les fessiers, les bras tendus devant vous, les épaules basses. Redressez la poitrine et gardez la colonne étirée. Restez sur 3 respirations.
Option strong : tendez les jambes en bateau et éloignez davantage le buste vers l'arrière.

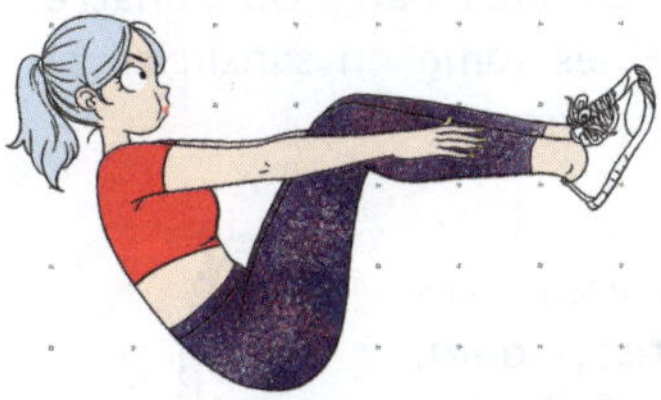

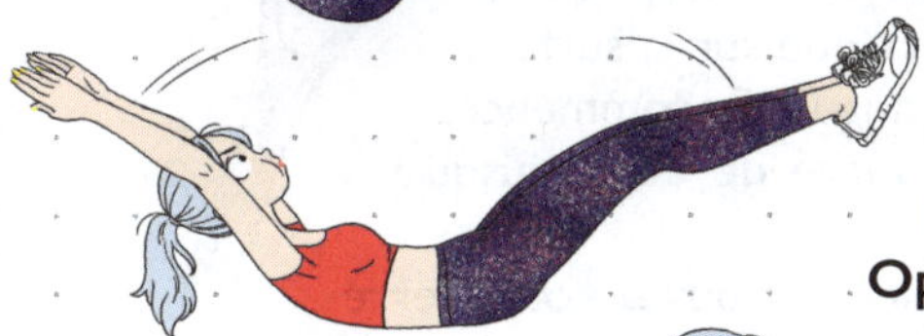

10. Bateau twist

C'est bon pour : travailler les abdos en instabilité, dessiner les obliques. Masser les organes internes (intestins, foie, reins) et faciliter la digestion grâce à la torsion.
Comment faire ? Du bateau, redescendez lentement et avec contrôle le dos en direction du sol, puis, sans le reposer complètement, remontez en bateau les jambes fléchies et serrées. Placez les mains jointes devant la poitrine et pivotez le buste sur le côté droit. Restez sur 3 respirations.
Option strong : tendez les jambes !

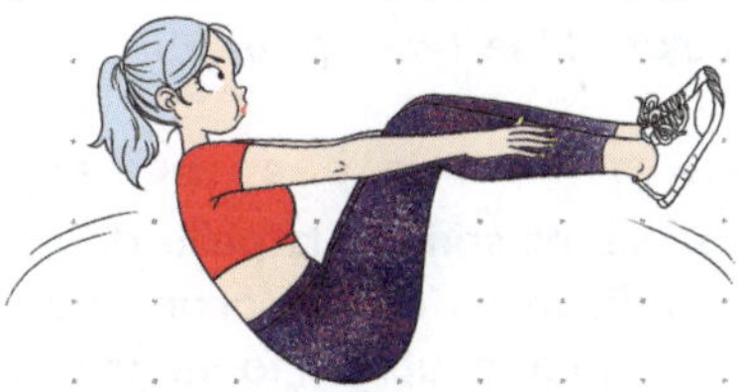

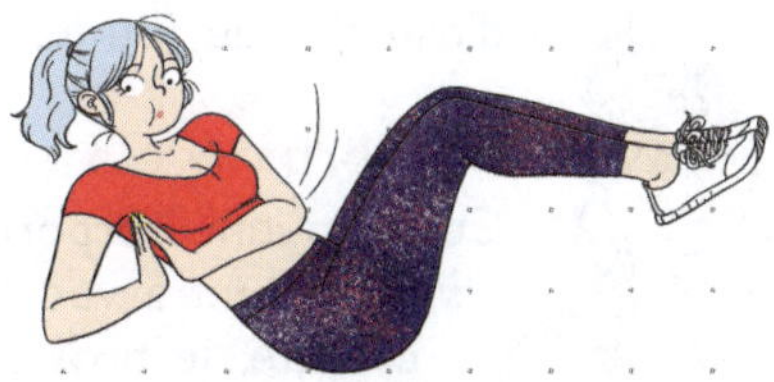

Côté food et lifestyle : full energy en mode ayurveda

Vous le savez, bichonner votre ventre de l'intérieur est aussi important que de le façonner de l'extérieur. Sur ce chemin du bien-être holistique dans lequel vous vous êtes naturellement

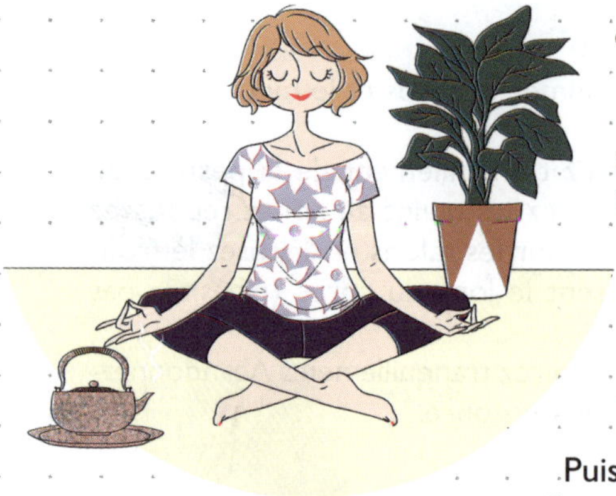

engagée, vous avez mis en place des changements positifs. Vous avez appris à mieux vous écouter, à prendre rendez-vous avec vous-même et à ra-len-tir. Continuez sur cette douce dynamique en vous inspirant de solutions green et naturelles comme l'ayurveda, les huiles essentielles, la power food et le yoga.

Les astuces détox de l'ayurveda pour un max de carburant naturel

Puiser dans la nature, atteindre l'harmonie entre le corps et l'esprit en se régénérant de l'intérieur : c'est ce que prône l'ayurveda, la médecine ancestrale indienne et science sœur du yoga. Helena Subijana, praticienne en ayurveda et coach de vie, vous donne les meilleures astuces pour une relation super healthy avec votre ventre, qui optimise tout votre programme abdos...

L'astuce simple et efficace : une langue clean!

Gratter sa langue fait partie des rituels ayurvédiques incontournables à adopter le matin. Ce geste effectué quotidiennement au réveil (avant de manger ou de boire) permet de nettoyer sa langue des toxines accumulées pendant la nuit et aide à prévenir la mauvaise haleine. Ce nettoyage buccal masse également les organes internes. Comment ça? En ayurveda, les organes sont reliés à toute la surface de la langue. Une couche épaisse blanchâtre ou jaunâtre, qui persiste après le grattage, signifie qu'elle est chargée en toxines (*ama* en sanskrit), ce qui peut être signe de déséquilibre des organes internes. À votre grattoir!

Comment gratter ma langue?

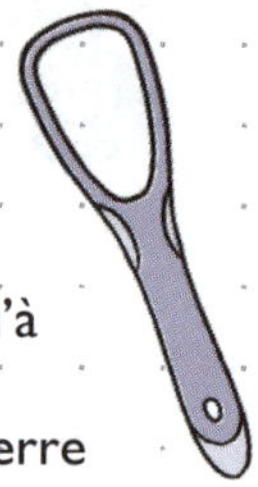

Équipez-vous d'un grattoir à langue (facilement disponible sur les sites d'accessoires et d'équipements en yoga) en cuivre naturel (qui est antiseptique). Tenez les deux branches du grattoir et placez la partie charnue sur la surface de la langue. Grattez vers l'avant jusqu'à la pointe de la langue. Recommencez l'opération plusieurs fois si besoin en fonction de la quantité de dépôt jusqu'à en être totalement débarrassée.

Rincez ensuite votre bouche avec de l'eau tiède et buvez votre verre d'eau chaude (ou jus de citron dilué (voir p. 67).

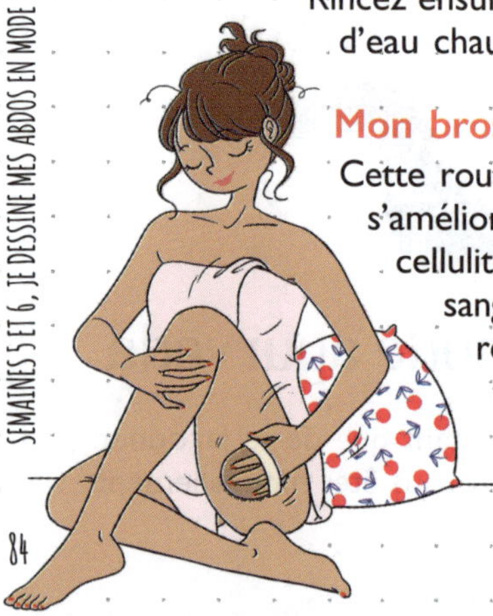

Mon brossage à sec vitality pour la peau et l'esprit

Cette routine corporelle exfolie et stimule la peau dont l'éclat et la fermeté s'améliorent à vue d'œil! Indiqué en cas de problèmes circulatoires ou de cellulite, le brossage a un effet coup de fouet qui relance la circulation sanguine et lymphatique avec une cascade d'effets bénéfiques : il aide à réduire les amas graisseux responsables de la cellulite, facilite l'évacuation des déchets internes (grâce à un meilleur travail de la lymphe qui favorise le drainage), stimule la digestion et le système immunitaire, mais aussi soulage les jambes lourdes et réveille les muscles.

Comment je m'y prends?

Avant la douche, sur la peau sèche, passez doucement la brosse à poils naturels (en fibres végétales disponible dans le commerce), en suivant les circuits de la lymphe (pour la relancer) du bas vers le haut : du pied vers le haut de la cuisse (creux de l'aine), puis brossez les bras en partant des mains jusqu'aux épaules. Pour le ventre : partez du dessus du nombril en remontant vers les aisselles (on ne brosse pas la poitrine), puis sous le nombril en mouvement descendant vers l'aine.

Pour le dos : brossez à partir du bas en remontant vers l'extérieur jusqu'aux aisselles, puis en direction des épaules et jusqu'à la nuque.

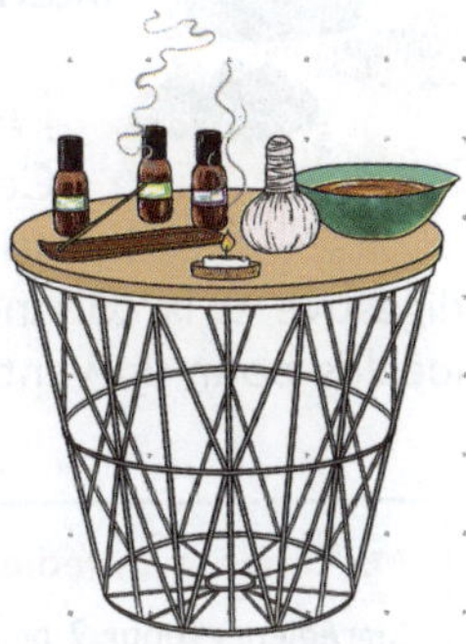

Massage express du ventre

Vous pouvez aussi brosser doucement le ventre dans le sens des aiguilles d'une montre pour stimuler la digestion.

Combien de temps? 3 à 4 min de brossage à sec le matin suffisent.

Quand? À faire le matin en rituel énergisant pendant 3 à 4 min : soit en cure booster tous les jours, soit 1 à 3 fois par semaine durant 3 semaines. Après le brossage, hydratez votre peau avec, par exemple, de l'huile de sésame (régénérante et assouplissante) ou de l'huile de moutarde (anticellulite et qui agit sur la lymphe).

Une alimentation saine, légère, cuite à basse température

En ayurveda, l'alimentation est primordiale car garante de notre force vitale. Équilibrer son organisme passe par l'adoption de nouvelles habitudes en accord avec le rythme de la nature.

Privilégier des aliments frais, de saison

Seuls les aliments de qualité, naturels, idéalement bio, et de saison sont bénéfiques pour notre santé globale (corps, mental, spiritualité). Pour apporter un maximum de vitalité, ils se consomment le jour même, principalement cuits à basse température. Manger sain et léger en respectant ce mode de cuisson allège le corps et lui permet d'éliminer les toxines en douceur. Un atout pour accompagner votre programme abdos sculpt!

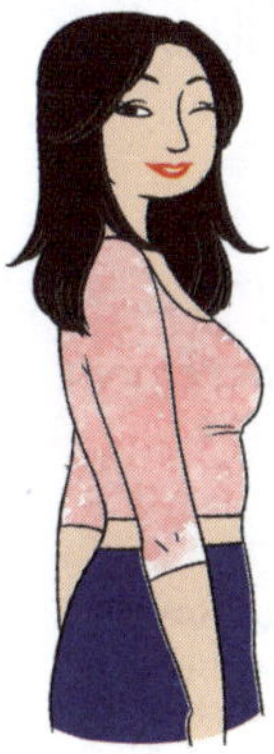

Les pouvoirs des superaliments

Avec leurs qualités nutritionnelles remarquables (leur richesse en antioxydants, en vitamines et en minéraux), les superaliments ont toute leur place en ayurveda.

Quels aliments savourer dans la famille power food?

Baies de goji (antifatigue et anti-âge), graines de chia (riches en oméga-3 et en protéines), spiruline (pour le tonus et les défenses naturelles), maca (tonifiante), chlorella (détoxifiante), protéines de chanvre (riches en fibre), chlorophylle (oxygénante, digestive), poudre de fruits rouges (mélange de grenade, framboises, fraises, myrtilles riche en polyphénols, des antioxydants alliés contre le vieillissement cellulaire).

Ma cure de triphala pour améliorer ma digestion et augmenter ma vitalité

Remède très connu en médecine ayurvédique, le triphala est un complexe de trois plantes (amalaki, bibhitaki et haritaki) dont l'action en synergie permet de réguler le système digestif. L'association de ces trois baies aide à purifier le côlon, favorise l'élimination des déchets et le transit (légère action laxative) et nettoie les intestins (effet détox). Rien que ça !

Quand en prendre ? En cas de constipation, d'inconfort digestif et de ballonnements, à raison d'1 g par jour ou en gélule pendant 1 mois. Disponible facilement sur Internet, on le choisit bio, en poudre ou en gélules.

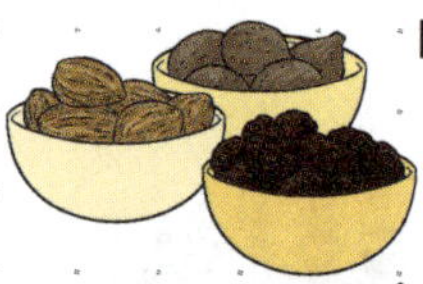

Ma tisane ayurvédique spécial vitalité et ventre plat

Cette recette de tisane apaise le ventre sujet aux ballonnements et aux gaz intestinaux. Le gingembre redonne énergie et vitalité, le fenouil a une action digestive et la coriandre, tout comme le cumin, a des vertus digestives et antispasmodiques, idéales pour un ventre plat !

Ma tisane ayurvédique spécial vitalité et ventre plat

Ingrédients (pour 2 personnes)
- 1 c. à c. de graines de fenouil
- ¼ de c. à c. de graines de coriandre/cumin
- 3 à 5 cm de gingembre frais

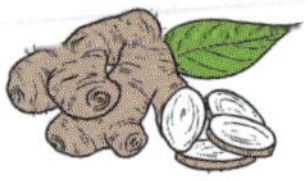

Préparation

Faites bouillir 1,5 litre d'eau. Pelez et coupez le gingembre en lamelles fines. À l'ébullition, éteignez le feu et ajoutez tous les ingrédients. Couvrez. Remettez à feu doux pendant 5 min. Filtrez et conservez l'infusion dans un thermos pour la boire dans la journée.

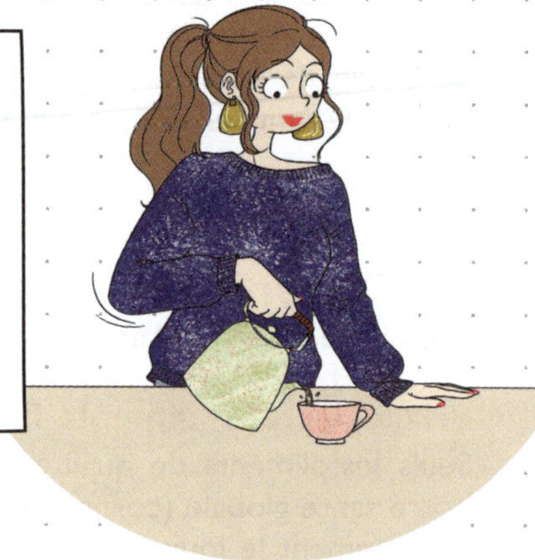

Quand ?

Consommée 3 à 4 fois par jour en cure d'1 semaine, lors de changement de saison (octobre ou avril, par exemple) ou dès que vous vous sentez un peu « lourde », cette tisane élimine les toxines et aide à la digestion. Elle réduit les gaz et l'acidité.

Les huiles alliées du ventre

Craquez pour ces huiles minceur (essentielle et végétale : ne confondez pas !) sacrément utiles pour chouchouter votre ventre.

L'huile essentielle de fenouil facilite le transit

Cette huile essentielle est efficace pour calmer les problèmes digestifs (en cas d'aérophagie, de ballonnements). Un actif excellent dans un soin minceur.

L'huile essentielle peut être irritante pour la peau. On conseille un test cutané qui consiste à verser 2 gouttes au creux du coude 48 h avant utilisation, pour écarter toute réaction allergique.

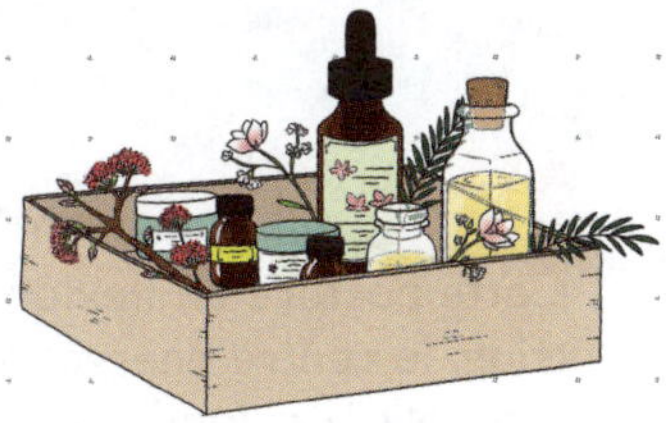

Comment je m'y prends ?

Mélangez 1 c. à c. d'huile d'amande amande douce avec 3 gouttes d'huile essentielle de fenouil doux (*Foeniculum vulgare* var. *dulce*). Appliquez localement le mélange en massage ou frictions sur l'abdomen.

L'huile essentielle de pamplemousse, super détox

Pensez aussi à l'huile essentielle de pamplemousse (*Citrus paradisi*), autre tonique digestive. Elle draine les reins et détoxifie le foie. Utile en cas d'excès alimentaires mais aussi de digestion difficile ou de ballonnements !

> **Attention !** N'appliquez pas d'huile essentielle si vous êtes enceinte ou allaitante. En cas de doute, consultez un aromathérapeute qualifié ou votre pharmacien. En cas de problème digestif persistant, n'hésitez pas à voir un professionnel (médecin, thérapeute ayurvédique, naturopathe…).

Comment je m'y prends ?

Diluez 3 gouttes d'huile essentielle de pamplemousse dans 1 c. à c. d'huile végétale (amande douce, abricot, jojoba) en massage circulaire (sens des aiguilles d'une montre) sur le ventre.

L'huile végétale de moutarde raffermit le ventre

Cette huile végétale légère, astringente et à l'effet chauffant, est réputée pour préparer les muscles avant l'effort. Mais elle est aussi appréciée en soins du corps minceur pour raffermir la peau. En massage du ventre, elle stimule la circulation sanguine et resserre les tissus, parfait pour chasser la cellulite sur le ventre !

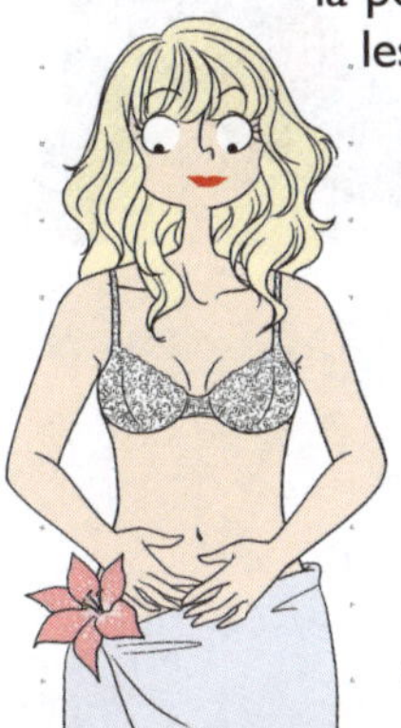

Comment je m'y prends ?

Préchauffez doucement l'huile de moutarde au bain-marie.

Massez-vous dans le sens des aiguilles d'une montre pendant 3 à 5 min. Réalisez un massage lent et profond au début pour finir avec des mouvements plus légers et dynamiques. À la fin du massage, vous devez sentir que ça chauffe…

Quand ?

À faire le matin avant la douche, ou après pour attaquer la journée dynamisée et légère.

> Attention, cette huile essentielle est phototoxique, à éviter en cas d'exposition au soleil.

Autre astuce anti-mal de ventre : l'huile essentielle d'orange douce

L'huile essentielle d'orange douce (*Citrus sinensis*), connue pour ses propriétés calmantes et antistress, est aussi bénéfique pour la digestion, notamment en cas de troubles digestifs qui s'accompagnent de ballonnements, de flatulences, de spasmes gastriques et intestinaux.

On dilue 1 goutte d'HE dans 4 gouttes d'huile végétale (amande douce, jojoba ou base neutre) et on l'applique en massage sur l'abdomen.

Ma posture de yoga revitalisante : le chien tête en haut

Cette posture en flexion arrière libère la cage thoracique et la respiration. Elle ouvre la poitrine, le centre énergétique du cœur, amène vitalité tout en soulageant l'anxiété. Sa pratique assouplit la colonne vertébrale et raffermit l'abdomen en renforçant les muscles abdominaux profonds (bas du ventre), mais aussi les bras et les épaules.
Ainsi redressée, vous étirez et stimulez les organes digestifs (estomac, pancréas, reins, foie).
Elle est aussi indiquée en cas de stress et pour étirer sa colonne vertébrale (notamment en cas de posture assise prolongée).

Attention : à éviter en cas de douleurs au dos de type sciatique et hernie discale.

Comment je fais ?

Allongée à plat ventre, les mains posées au sol au niveau des côtes, les coudes repliés proches du buste. Le ventre est serré et le périnée engagé. En inspirant, pressez dans les mains et repoussez le sol jusqu'à tendre les bras. Décollez les genoux et les cuisses du sol.
Pressez les cous-de pied dans le sol en engageant les muscles des cuisses. Tirez les épaules en arrière, ouvrez la poitrine. Les omoplates se resserrent. Allongez la nuque, amenez le regard vers le ciel (si vous n'avez pas les cervicales fragiles) ou loin devant vous. Restez ainsi durant 3 à 5 respirations profondes.

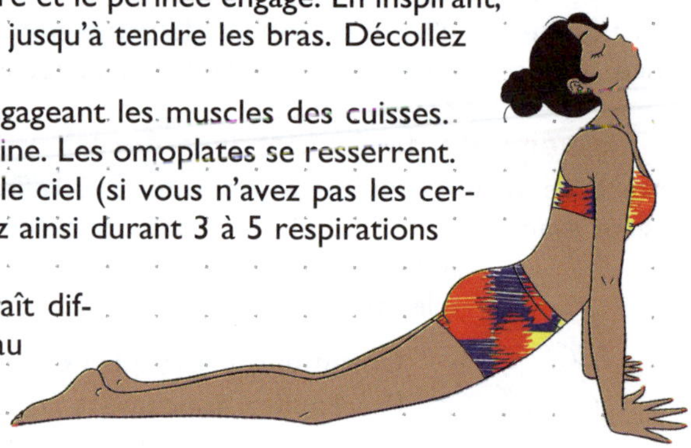

Option soft : si tenir les bras tendus paraît difficile, gardez les genoux et les cuisses au sol, les coudes repliés contre les côtes (posture du cobra).

CHAPITRE 6

MON BILAN ABDOS SCULPT

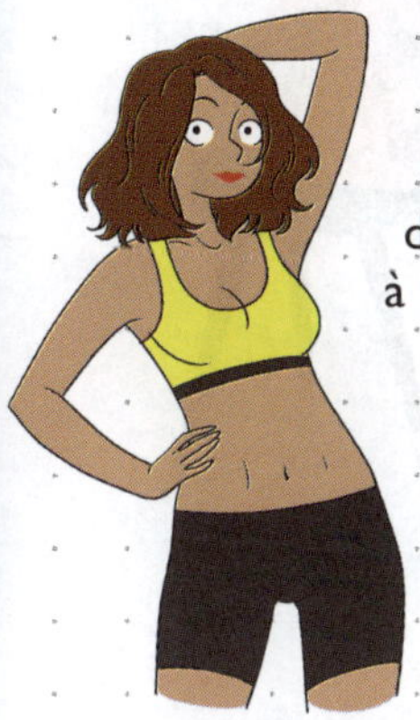

Bravo, vous avez terminé votre programme abdos sculpt ! Soyez fière de (votre nouvelle) vous et du chemin parcouru ! Vous allez pouvoir dresser le bilan de ces 6 semaines, afin de poursuivre sereinement et en confiance dans la voie dans laquelle vous vous êtes engagée avec force, détermination et brio… Votre résolution pour la suite ? Ne rien lâcher ! Continuez à prendre soin de vous, à avancer dans votre routine sportive, et, l'un ne va pas sans l'autre, à vous sentir plus épanouie.

Mon shooting silhouette

Ressortez les photos réalisées au début du programme et observez-vous à présent dans la glace. Réalisez un scan corporel de la tête aux pieds et notez ce qui a changé en cochant les cases ci-dessous.

Mon bilan avant/après : tadam !

Votre ventre est…

Plus dessiné ☐ oui ☐ non
Plus plat ☐ oui ☐ non
Plus ferme/tonique ☐ oui ☐ non

Globalement votre corps a-t-il changé ?

☐ oui ☐ oui, mais peut mieux faire !

Dans tous les cas, est-il…

☐ Plus musclé ?
☐ Plus affiné ?
☐ Les deux ?

Votre ventre vous plaît-il davantage ?

☐ oui ☐ non

Comment aimeriez-vous encore l'améliorer ?

☐ J'aimerais le sculpter encore plus.
☐ J'aimerais perdre encore plus de gras.
☐ Les deux : j'aimerais le rendre encore plus plat et shapé.

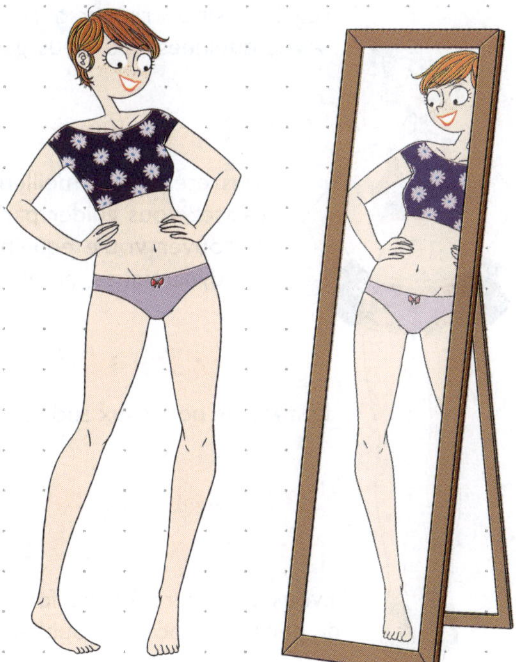

Comment vous sentez-vous à la fin de ce programme?

- ☐ Plus en forme.
- ☐ Plus belle.
- ☐ Plus en accord avec moi-même.
- ☐ Plus confiante en moi.

Quelles sont les difficultés que vous avez rencontrées pendant le programme et les choses que vous pourriez encore améliorer?

Notez ici vos commentaires

....

....

....

....

....

....

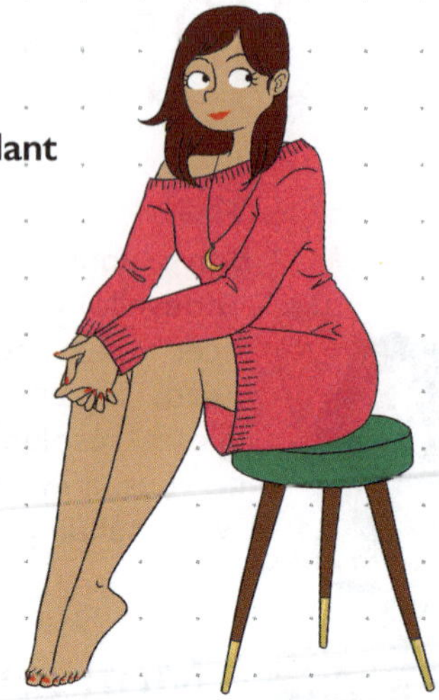

Côté sport, je ne lâche rien !

L'activité physique, c'est comme l'alimentation, cela nécessite un soin constant et régulier, sinon retour à la case départ! Pas question de ruiner vos efforts! Avec quelques tips, vous garderez le cap.

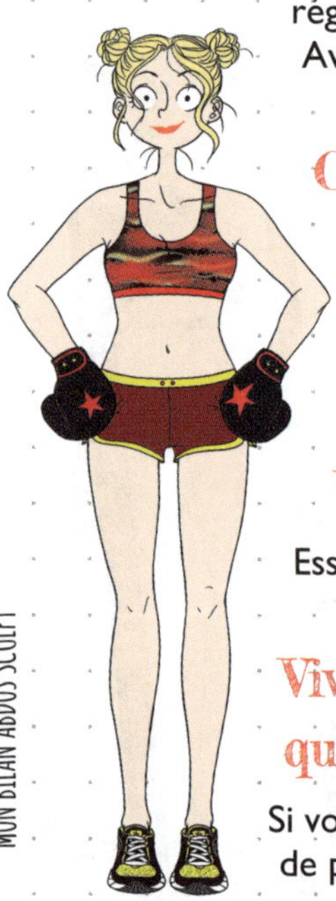

Continuez à vous écouter

Vous êtes votre meilleure amie : suivez vos envies sportives, votre flair. Laissez-vous guider par votre intuition. Vous parviendrez ainsi facilement à trouver votre équilibre yin et yang, entre des séances plus douces et plus dynamiques, en étant attentive à vos besoins et humeurs du moment.

Variez les plaisirs sportifs

Essayez de nouveaux sports, diversifiez vos activités physiques durant la semaine.

Vivez l'activité physique comme un cadeau que vous vous faites

Si vous êtes accro à la performance ou voyez l'activité physique comme un moyen de perdre du poids, n'oubliez pas de saupoudrer vos séances d'une grosse dose de fun. Votre motivation en restera d'autant plus forte sur la durée. Vous avez besoin de plaisir pour vous motiver !

Fixez-vous de nouveaux objectifs sportifs et de nouveaux challenges

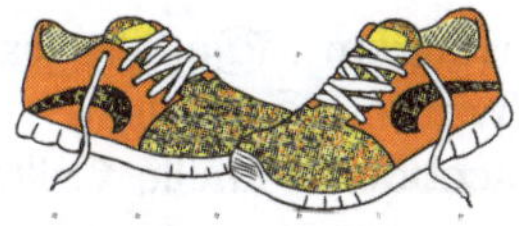

Participez par exemple à une course entre copines, entraînez-vous au running en fractionné (alternance de courses rapides avec des footings lents) pour devenir encore plus performante et endurante, sortez de votre zone de confort régulièrement...

Côté food, mes bonnes habitudes ventre plat

Dans l'assiette, vous savez désormais comment manger sain sans bouder votre plaisir. Reste à conserver les bons réflexes...

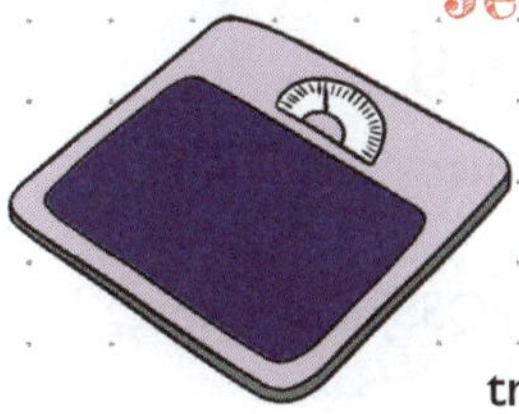

Je stabilise mon poids en gardant le juste équilibre alimentaire et sportif

Trouvez le juste dosage entre vos entraînements et votre alimentation healthy. Adaptez vos repas à vos séances (par exemple, un repas léger si vous ne faites pas de sport ou un repas plus énergétique avant l'entraînement) de manière à brûler sur la journée plus de calories que vous n'en absorbez.

Je gère les écarts sans pression

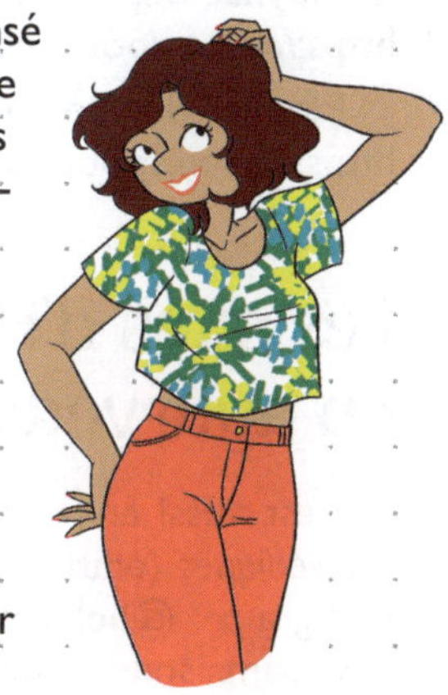

Un excès alimentaire ponctuel ou un repas trop riche peut être compensé en mangeant plus léger le repas suivant et en augmentant l'intensité de votre training (activité cardio + abdos à gogo). No stress, autorisez-vous un craquage de temps en temps ! Il n'aura AUCUN effet sur votre silhouette si vous savez gérer vos dépenses et apports caloriques.

J'arrête de penser « perte de poids »

Cette obsession vous prive du plaisir alimentaire et expose à la menace des régimes restrictifs (et à l'effet yoyo associé). Continuez à manger à votre faim, à écouter votre corps et les signaux de satiété qu'il vous envoie. Rappelez-vous, il est votre meilleur allié pour ne pas stocker et pour garder le ventre plat et sculpté qui vous fait kiffer !

Carnet d'adresses

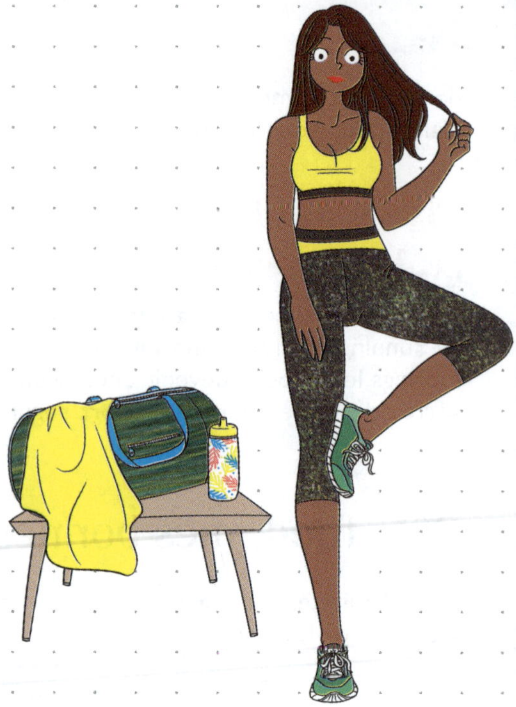

Les sites de l'auteure

Instagram : @emilie_cailleau
Twitter : @ecailleau
Facebook : Emilie Cailleau

Les bons plans fit & zen

Pour aller plus loin dans la méditation : www.petitbambou.com
Pour en savoir plus sur santé et la diététique du sportif : www.irbms.com

Playlists des training abdos sculpt sur Spotify

Accessibles librement sur le compte Spotify de l'auteur : **emiliecailleau.chica**

- **Playlist des semaines 1 et 2**
https://open.spotify.com/playlist/7md1uQZ6ZcPABOcRoHhGsP?si=9CZC3pjyQ5SJ6E-rqcRotQ
- **Playlist des semaines 3 et 4**
https://open.spotify.com/playlist/1lwAjuQlp7F4w4M1mSvTkd?si=5YErMvhHTFyMJqzy5Mw6Qg
- **Playlist des semaines 5 et 6 : circuits 1 et 2**
https://open.spotify.com/playlist/5uFsKuYCXQ6NZD1LJTpFEG?si=_LHdWvq5Szm9-KngeN07OA
- **Playlist des semaines 5 et 6 : Tabata abs**
https://open.spotify.com/playlist/2Qhii9TBlB1yQBSqGsiGKe?si=2bhRRng4SZiGj8RMfbgVsA
- **Playlist des semaines 5 et 6 : yoga abs**
https://open.spotify.com/playlist/6A0bqyhfSVC2gdklypJ3EH

Les sites d'Helena Subijana, experte et praticienne en ayurveda

Elle est aussi énergéticienne et coach de vie en région parisienne et l'auteure de *Mes soins ayurvédiques* (édition Marie-Claire, 2019).
Instagram : @helenalamaisondeveda
www.lamaisondeveda.fr

BIBLIOGRAPHIE

- *Le Grand Livre de l'alimentation du sportif*, Marie-Caroline Savelieff, éditions Leduc. S pratique, 2018.
- *50 clés pour repenser votre alimentation*, Dr Stéphane Cascua, édition amphora, 2019.
- *Mon abécédaire illustré des huiles essentielles*, Danièle Festy, éditions Leduc. S, 2015.

Remerciements

Je tiens à remercier tout particulièrement :

Juliette Collonge, pour m'avoir guidée dans l'écriture de ce premier livre. Merci pour sa bienveillance, ses remarques toujours positives et encourageantes.

Merci à l'équipe Solar pour m'avoir permis de vivre cette expérience exaltante en surfant sur mes deux passions, l'écriture et le sport.

Merci à Aurélie Blaugy, kinésithérapeute spécialisée en périnéologie, pour son éclairage sur le périnée et les bons réflexes pour le préserver.

Merci à Helena Subijana, praticienne en ayurvéda, énergéticienne et coach de vie pour sa précieuse collaboration. Une belle rencontre faite au détour de ma formation de yoga.

Merci à Jérémie, mon compagnon, pour ses bons conseils, son soutien inconditionnel et son aide dans mes vidéos d'exercices dominicaux qui ont servi à illustrer mon programme. Sans lui, je n'aurais pas osé me lancer dans cette aventure avec autant de sérénité.

Merci à ma mère, d'être toujours là et de me suivre dans mes expériences journalistiques et sportives. Aussi accro au sport que moi, c'est avec elle que j'ai découvert plus jeune l'univers du fitness en l'accompagnant dans ses cours de step et d'aérobic. Un exemple de dynamisme et de motivation qui a nourri mon plaisir intarissable pour le sport.

À Philémon, petit bout que je porte encore à l'heure où j'écris ces lignes, mais qui aura supporté tous mes sauts et abdos pendant les huit mois de gestation de ce livre !

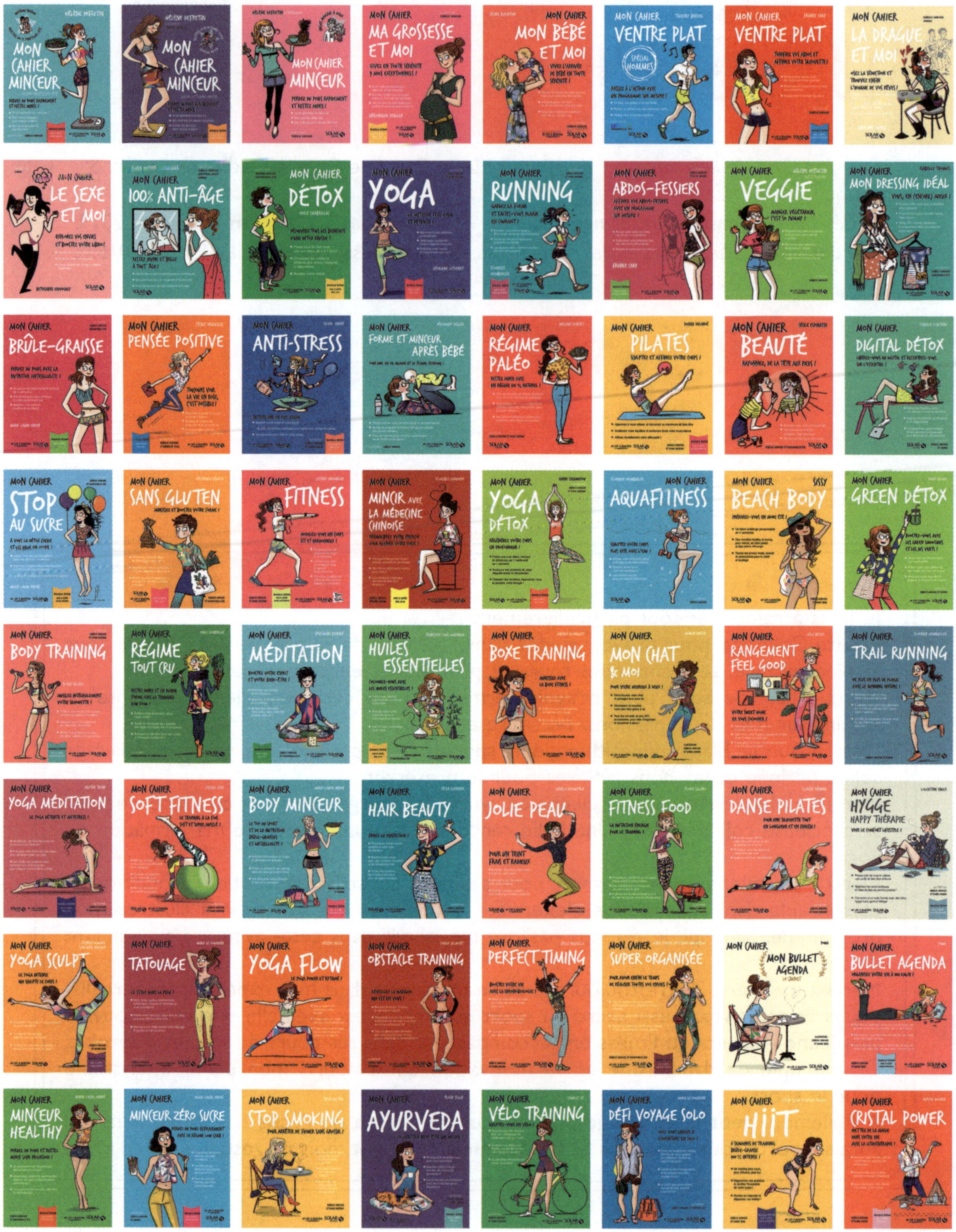

Mon cahier minceur
Mon cahier minceur
Mon cahier minceur
Mon cahier Ma grossesse et moi
Mon cahier Mon bébé et moi
Mon cahier Ventre plat
Spécial hommes
Mon cahier Ventre plat
Mon cahier La drague et moi
Mon cahier Le sexe et moi
Mon cahier 100% anti-âge
Mon cahier Détox
Mon cahier Yoga
Mon cahier Running
Mon cahier Abdos-fessiers
Mon cahier Veggie
Mon cahier Mon dressing idéal
Mon cahier Brûle-graisse
Mon cahier Pensée positive
Mon cahier Anti-stress
Mon cahier Forme et minceur après bébé
Mon cahier Régime paléo
Mon cahier Pilates
Mon cahier Beauté
Mon cahier Digital détox
Mon cahier Stop au sucre
Mon cahier Sans gluten
Mon cahier Fitness
Mon cahier Mincir avec la médecine chinoise
Mon cahier Yoga détox
Mon cahier Aquafitness
Mon cahier Beach body
Mon cahier Green détox
Mon cahier Body training
Mon cahier Régime tout cru
Mon cahier Méditation
Mon cahier Huiles essentielles
Mon cahier Boxe training
Mon cahier Mon chat & moi
Mon cahier Rangement feel good
Mon cahier Trail running
Mon cahier Yoga méditation
Mon cahier Soft fitness
Mon cahier Body minceur
Mon cahier Hair beauty
Mon cahier Jolie peau
Mon cahier Fitness food
Mon cahier Danse pilates
Mon cahier Hygge happy thérapie
Mon cahier Yoga sculpt
Mon cahier Tatouage
Mon cahier Yoga flow
Mon cahier Obstacle training
Mon cahier Perfect timing
Mon cahier Super organisée
Mon cahier Mon bullet agenda
Mon cahier Bullet agenda
Mon cahier Minceur healthy
Mon cahier Minceur zéro sucre
Mon cahier Stop smoking
Mon cahier Ayurveda
Mon cahier Vélo training
Mon cahier Défi voyage solo
Mon cahier HIIT
Mon cahier Cristal power

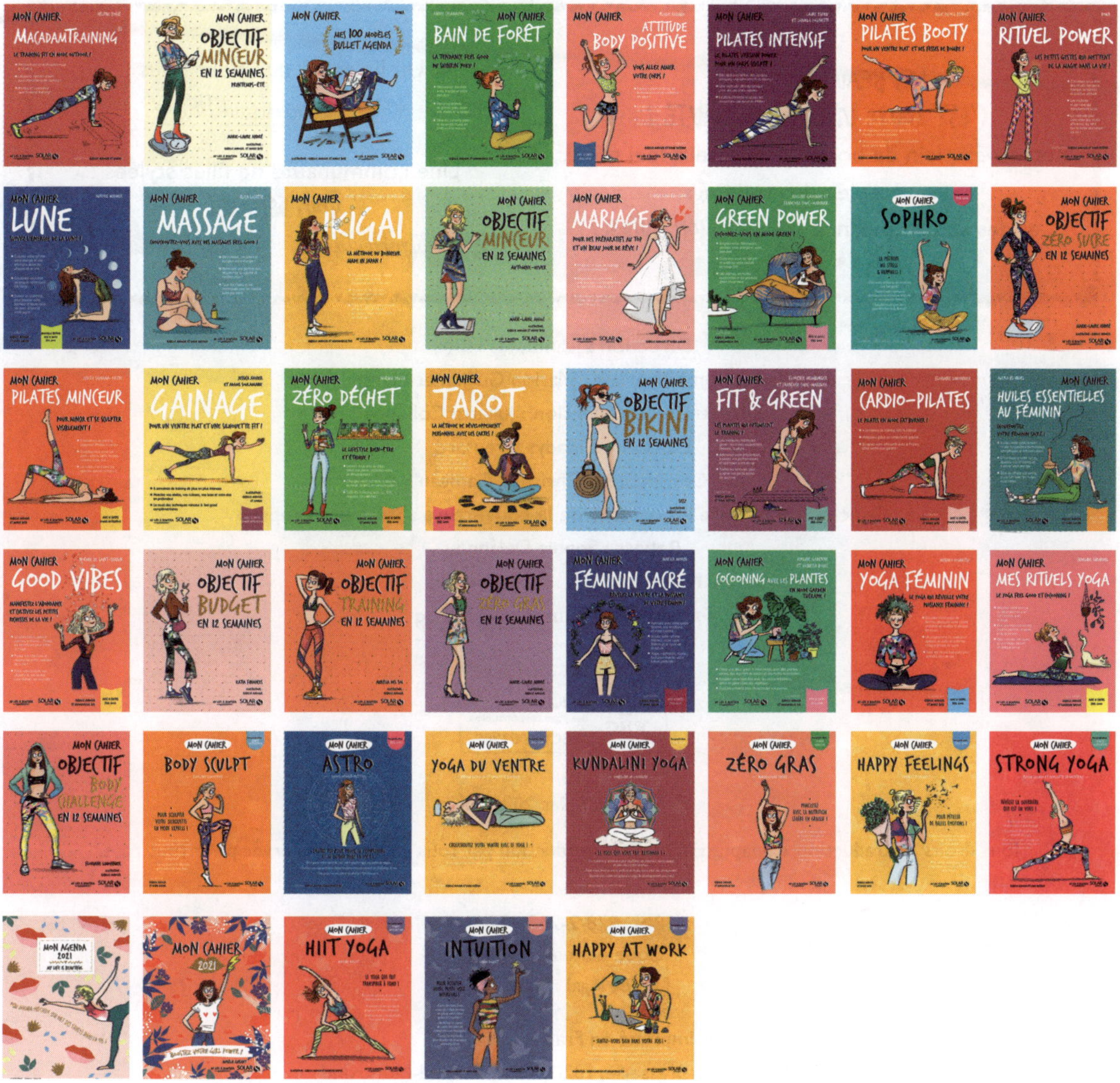
MON CAHIER MacadamTraining
MON CAHIER OBJECTIF MINCEUR EN 12 SEMAINES
MON CAHIER MES 100 MODÈLES BULLET AGENDA
MON CAHIER BAIN DE FORÊT
MON CAHIER ATTITUDE BODY POSITIVE
MON CAHIER PILATES INTENSIF
MON CAHIER PILATES BOOTY
MON CAHIER RITUEL POWER
MON CAHIER LUNE
MON CAHIER MASSAGE
MON CAHIER IKIGAI
MON CAHIER OBJECTIF MINCEUR EN 12 SEMAINES
MON CAHIER MARIAGE
MON CAHIER GREEN POWER
MON CAHIER SOPHRO
MON CAHIER OBJECTIF ZÉRO SUCRE EN 12 SEMAINES
MON CAHIER PILATES MINCEUR
MON CAHIER GAINAGE
MON CAHIER ZÉRO DÉCHET
MON CAHIER TAROT
MON CAHIER OBJECTIF BIKINI EN 12 SEMAINES
MON CAHIER FIT & GREEN
MON CAHIER CARDIO-PILATES
MON CAHIER HUILES ESSENTIELLES AU FÉMININ
MON CAHIER GOOD VIBES
MON CAHIER OBJECTIF BUDGET EN 12 SEMAINES
MON CAHIER OBJECTIF TRAINING EN 12 SEMAINES
MON CAHIER OBJECTIF ZÉRO GRAS EN 12 SEMAINES
MON CAHIER FÉMININ SACRÉ
MON CAHIER COCOONING AVEC LES PLANTES
MON CAHIER YOGA FÉMININ
MON CAHIER MES RITUELS YOGA
MON CAHIER OBJECTIF BODY CHALLENGE EN 12 SEMAINES
MON CAHIER BODY SCULPT
MON CAHIER ASTRO
MON CAHIER YOGA DU VENTRE
MON CAHIER KUNDALINI YOGA
MON CAHIER ZÉRO GRAS
MON CAHIER HAPPY FEELINGS
MON CAHIER STRONG YOGA
MON AGENDA 2021
MON CAHIER 2021
MON CAHIER HIIT YOGA
MON CAHIER INTUITION
MON CAHIER HAPPY AT WORK

LES BEAUTIFUL GIRLS,
C'EST TOUTE UNE COMMUNAUTÉ !
Retrouvez plein de bonus, de conseils feel good,
des recettes, des trainings,
et des actus tendance MADE BY MON CAHIER !

Un lieu rien que pour vous :
http://mylifeisbeautiful.fr/

Une communauté de filles stylées :
VOUS DÉCHIREZ
mylifeisbeautiful.fr mylifeisbeautiful.fr

Direction : Jean-Louis Hocq
Direction éditoriale : Marion Guillemet-Bigeard
Directrice de collection : Juliette Collonge
Édition : Gwladys Greusard
Correction : Christine Cameau
Conception et mise en couleur de la couverture : Stéphanie Brepson
Rabats : Sophie Delannoy
Mise en pages : Nord Compo
Fabrication : Laurence Duboscq

MIXTE
Papier issu de sources responsables
FSC® C003309
FSC www.fsc.org

ISBN : 978-2-263-17242-7
Code éditeur : L17242
Dépôt légal : mars 2021

Imprimé en France par Clerc
94, rue de la Brasserie, 18200 Saint-Amand-Montrond

SolarEditions
solar_editions

mylifeisbeautiful.fr
mylifeisbeautiful.fr

http://www.mylifeisbeautiful.fr/

Solar, un département d'Edi8
92, avenue de France, 75013 Paris